Mariya Qadir
Mohammad Mushtaq

Fotografia ortodôntica e manutenção de registos

Mariya Qadir
Mohammad Mushtaq

Fotografia ortodôntica e manutenção de registos

ScienciaScripts

Imprint

Any brand names and product names mentioned in this book are subject to trademark, brand or patent protection and are trademarks or registered trademarks of their respective holders. The use of brand names, product names, common names, trade names, product descriptions etc. even without a particular marking in this work is in no way to be construed to mean that such names may be regarded as unrestricted in respect of trademark and brand protection legislation and could thus be used by anyone.

Cover image: www.ingimage.com

This book is a translation from the original published under ISBN 978-620-2-19751-9.

Publisher:
Sciencia Scripts
is a trademark of
Dodo Books Indian Ocean Ltd. and OmniScriptum S.R.L publishing group

120 High Road, East Finchley, London, N2 9ED, United Kingdom
Str. Armeneasca 28/1, office 1, Chisinau MD-2012, Republic of Moldova, Europe
Printed at: see last page
ISBN: 978-620-8-04706-1

Conteúdo

1. Introdução: 3[1] 3
2. Finalidades dos registos: 5[2] 5
3. Pressupostos básicos: 6
4. Fundamentos da manutenção de registos: 7[4] 7
5. Registos activos e inactivos: 8[5] 8
6. Princípios gerais de manutenção de registos: 9[6] 9
7. Informações gerais sobre o paciente: ·[89] 12
8. Historial médico: 13
9. Confidenţiali ty:[10] 16
10. Exame dentário: ^[8g] 18
11. Radiografias e registos dentários: ıı i2 3[,444546] 20
12. Moldes dentários: (Critérios de avaliação):[17] >[18] 27
13. REGISTOS ORTODÔNTICOS INICIAIS:[19] 28
14. Diagnóstico e planeamento do tratamento:[22] 31
15. Organização dos registos dentários : 33
16. Consentimento informado:[24] 42
17. Diretrizes para a obtenção do consentimento:[24] 43
18. Registos de tratamento: Notas de progresso clínico[11] >[25] 45
19. Documentação de referência: 47
20. Acompanhamento dos doentes e exames de chamada: 48
21. Manutenção de registos electrónicos:20,27,28,29 49
22. Registos comerciais: 53
23. Registos de drogas: 54
24. Propriedade, conservaçãoȷ Transferência e eliminação de registos dentários:[30] 56
25. Forensic Uses OfPatientRecords: '[3132] >[33] 59
26. Fotografia ortodôntica: [34^44] 62
27. Resumo: 91
28. Conclusão: 93
29. Referências: 94

A MiHer-Keane Encyclopedia OfMedicine, Nursing, and Allied Health, Sth Edition, descreve os registos como "um relato permanente ou duradouro de algo". Nunca é demais sublinhar a importância de registos ortodônticos completos. Os registos ortodônticos não devem incluir apenas os dados iniciais, mas toda a informação relacionada com o tratamento do paciente, ao longo do tratamento. Os registos devem ser permanentes, duradouros, duradouros e permanecer inalterados. A produção, retenção e arquivamento de registos claros e precisos dos pacientes é uma parte essencial da responsabilidade profissional do ortodontista.

1. Introdução:[1]

As responsabilidades profissionais, éticas e legais ditam a manutenção de uma ficha e registo completos que documentem todos os aspectos dos cuidados dentários de cada paciente. Bons registos facilitam a prestação de cuidados clínicos eficazes e asseguram a continuidade e abrangência dos serviços de saúde dentária oral. Os registos dos pacientes devem ser exactos, bem organizados, legíveis, facilmente acessíveis e compreensíveis. Se, por qualquer razão, o médico responsável pelo registo ficar impossibilitado de exercer a sua profissão, outro dentista deve poder rever facilmente a ficha e continuar a prestar cuidados ao doente. A manutenção de registos é uma ajuda tão essencial que a sua importância não pode ser ignorada quando se trata de ortodontia. Mesmo o diagnóstico depende de registos ortodônticos precisos e fiáveis. A informação vital necessária para diagnosticar uma má oclusão e desenvolver um plano de tratamento ortodôntico consiste em modelos, fotografias, radiografias panorâmicas e cefalométricas laterais e um exame clínico. Têm sido o "padrão ouro" em ortodontia, com vantagens que vão desde o facto de ser uma técnica dentária de rotina, a facilidade de produção, a inexpensividade e a facilidade de medição, até ao facto de os modelos de gesso poderem ser montados num articulador para estudo em três dimensões. Uma radiografia panorâmica mostra o posicionamento dos dentes e o seu estado periodontal e endodôntico. A análise cefalométrica e os métodos de sobreposição são úteis para monitorizar as alterações que se devem ao crescimento ou a uma combinação de crescimento e tratamento. O olho pode apreender uma ideia muitas vezes mais depressa do que o ouvido e, em geral, retê-la durante muito mais tempo. As imagens são o melhor meio de educação visual e os registos dos doentes devem ser complementados com boas fotografias. Além disso, muita informação que normalmente se perde durante o curso do tratamento pode ser registada a partir da boca através da fotografia e estas imagens tornam-se registos valiosos. A fotografia ortodôntica regista as manifestações externas de saúde, doença ou deformidade relacionadas com os dentes, gengivas ou tecidos adjacentes e o desenvolvimento das caraterísticas faciais.

Nos últimos anos, os requisitos para a gestão de registos dentários foram redefinidos, especialmente no que diz respeito à documentação, divulgação de informações e armazenamento. Espera-se que os dentistas estejam familiarizados com as expectativas actuais e que assegurem que os membros do seu pessoal compreendem e cumprem os protocolos actualizados.

2. *Finalidades dos registos:*[2]

Um registo dentário deve fornecer uma imagem exacta da saúde geral do paciente, bem como do estado dentário oral e de quaisquer preocupações e pedidos do paciente.

Deve incluir o plano de tratamento proposto e qualquer tratamento efectuado, bem como toda a documentação de apoio. O resultado do tratamento deve ser documentado e quaisquer desvios dos resultados esperados devem ser registados na ficha do paciente no momento do serviço. Os pacientes devem ser informados dos resultados comprometidos logo que o dentista tenha conhecimento da situação. Toda a informação relevante apresentada ao paciente deve ser documentada.

3. Pressupostos básicos:

• Os pacientes têm o direito de esperar que as suas informações de saúde dentária sejam mantidas confidenciais.

• Os pacientes têm o direito (com algumas excepções) de consultar e obter uma cópia dos seus registos dentários, incluindo relatórios de consultas de outros profissionais.

• É adequado, desde que tenha sido obtido o consentimento do paciente, partilhar registos dentários e médicos com outros profissionais de saúde, conforme necessário, para garantir a continuidade e a qualidade dos cuidados.

• Todos os membros da equipa dentária envolvidos nos cuidados do paciente devem manter a confidencialidade e a segurança dos registos dentários do paciente, partilhando-os apenas com outros profissionais de saúde com o objetivo de ajudar a prestar os melhores cuidados.

• Os registos dentários só devem ser eliminados de forma a garantir a manutenção da confidencialidade das informações.

Deve ser adoptada uma abordagem orientada para os problemas[3] .

Registos ortodônticos :

1   .) Pré-operatório

2   .) Progresso

3   .) Pós-operatório

4. *Fundamentos da manutenção de registos:*[4]

O grau de pormenor exigido para cada registo varia, mas certos dados de base devem ser comuns a todos os pacientes dentários.

Esta informação inclui:

- informações gerais exactas sobre o doente;

- um historial médico atualizado periodicamente;

- um historial dentário;

- uma descrição exacta das condições presentes no exame inicial, incluindo, se for caso disso, uma menção como "dentro dos limites normais";

- uma descrição exacta da situação dentária atual nas consultas subsequentes;

- um registo dos resultados significativos de todos os meios auxiliares de diagnóstico, testes ou referências, tais como radiografias, modelos de estudo, relatórios de especialistas;

- todos os diagnósticos clínicos e opções de tratamento;

- um registo de que todas as opções razoáveis de planeamento do tratamento foram discutidas com o paciente;

- o plano de tratamento proposto e aceite;

- a indicação de que foi obtido o consentimento informado;

- garantia de que foi obtido o consentimento do doente para a divulgação de todos e quaisquer informações do doente a terceiros;

- uma descrição de todos os tratamentos efectuados, dos materiais e medicamentos utilizados e, se for caso disso, do prognóstico e do resultado do tratamento;

- informações pormenorizadas sobre as referências; e
- um registo financeiro exato.

5. *Registos activos e inactivos :*[5]

A maioria dos consultórios tem duas categorias de ficheiros de registos de doentes:

(1) Ativo e (2) Inativo.

Os ficheiros activos contêm os registos dos pacientes que estão atualmente a receber cuidados dentários prestados pelo consultório. Os pacientes inactivos são considerados como aqueles que não regressaram durante 24 meses. Mantenha os ficheiros dos pacientes activos no local. Estes registos devem estar convenientemente localizados no consultório.

Os ficheiros inactivos contêm os registos dos doentes que foram tratados no consultório no passado, mas que não estão atualmente a ser tratados no consultório. Estes ficheiros estão geralmente localizados no consultório, mas numa área remota.

Deverá ser criado um sistema no serviço para identificar atempadamente uma mudança de estatuto de ativo para inativo. Todos os registos, activos e inactivos, devem ser mantidos cuidadosamente para garantir que não sejam destruídos ou perdidos.

6. Princípios gerais de manutenção de registos:[6]

Ao manter e conservar registos aceitáveis dos doentes, um médico prudente deve aderir aos seguintes princípios

• Todas as entradas devem ser datadas e registadas à mão com tinta permanente ou dactilografadas, ou num formato eletrónico aceitável, e devem ser completas, claras e legíveis.

• Todos os registos, incluindo os electrónicos, devem ser assinados, rubricados ou atribuídos ao autor e, se for diferente, ao médico assistente.

• As radiografias e outros meios auxiliares de diagnóstico, tais como modelos de estudo, devem ser corretamente rotulados e datados e a interpretação dos resultados deve ser documentada sempre que o médico o considere adequado.

• Uma explicação do plano global de tratamento, das alternativas de tratamento, de quaisquer riscos ou limitações do tratamento e dos custos estimados do tratamento deve ser fornecida a cada paciente, pai, tutor legal ou defensor nomeado pelo governo, conforme apropriado. Este facto deve ser anotado no registo do doente. Em casos complexos ou difíceis, é aconselhável que o consentimento informado seja assinado.

Lawney descreve um procedimento simples de dez passos para garantir que os seus registos são adequados. Uma versão modificada e alargada, adequada ao Serviço Nacional de Saúde e à medicina dentária do Reino Unido, que tem sido seguida no Reino Unido, é a seguinte (adotar o mesmo procedimento no nosso país será muito útil)

1. Utilizar um estilo coerente para as entradas - a aparência do registo é melhorada se se utilizar a mesma cor e tipo de caneta, se se utilizarem as mesmas abreviaturas e notações, etc.

2. Datar e explicar quaisquer correcções - pode ser um erro fatal num caso de

negligência se os registos parecerem adulterados de alguma forma. Estas correcções inexplicáveis podem minar a credibilidade de todo o registo e do dentista que o tratou

3.   Utilizar um traço de linha única - isto preserva a integridade do registo e mostra que não tem nada a esconder

4.   Não utilize líquidos corretores - não só é confuso, como é visível e pode indicar que houve uma tentativa de ocultar informações.

5.   Utilize tinta - o lápis pode desvanecer-se e levanta a questão de saber se os registos foram ou não alterados.

6.   Escreva de forma legível - um registo ilegível pode ser tão mau como não ter qualquer registo. Os registos difíceis de ler podem levar a que os outros adivinhem e isso pode não ser favorável para si.

7.   Expressar preocupações sobre as necessidades do doente - ao fazê-lo, está a documentar que ouviu, teve empatia, compreendeu e agiu de acordo com os desejos do seu doente. Também permite que seja dada uma explicação caso os desejos de um doente sejam impossíveis ou irrealistas e pode ajudar a dissipar instantaneamente um caso de negligência médica. Utilize aspas para indicar os comentários do doente e não os seus.

8.   Nunca escreva observações depreciativas no registo - as entradas supérfluas só servem para transmitir uma sensação de falta de profissionalismo e podem criar dúvidas quanto à credibilidade geral do resto do registo. As opiniões negativas sobre os doentes, como o facto de não seguirem os seus conselhos ou não comparecerem às consultas, devem ser registadas de forma desapaixonada e objetiva.

9.   Documentar integralmente - não há necessidade de ser parco em notas, uma explicação pormenorizada é sempre melhor do que uma que não contenha informações.

10.   Utilize apenas abreviaturas aceites para os tratamentos - isto é útil tanto numa

situação de negligência como ao transferir registos para um dentista diferente para encaminhamento, aprovação prévia ou mudança de dentista.

11. Agrupe os documentos - os detalhes do seguro e outros materiais de terceiros devem ser separados dos itens que dizem respeito diretamente aos cuidados do doente.

12. Manter uma ordem cronológica - a utilização de um furador e de clipes metálicos na parte superior do registo pode ser útil para manter as folhas soltas organizadas.

Seguindo estes passos, é possível produzir registos exactos e defensáveis.

Utilizações dos registos:

- prestar os melhores cuidados possíveis ao doente.

- fornecer um meio de comunicação entre o dentista responsável pelo tratamento e qualquer outro médico que se ocupe desse paciente.

- Pode ser utilizado na defesa de alegações de negligência. As informações encontradas no registo podem ser utilizadas para determinar se o diagnóstico e o tratamento estão em conformidade com as normas de cuidados na comunidade. Os registos exactos contêm informações suficientes para permitir que outro prestador de cuidados de saúde que não tenha conhecimento prévio do paciente saiba a experiência dentária do paciente no seu consultório,

- O elemento mais comum da medicina dentária forense que um médico de clínica geral pode encontrar é o fornecimento de registos antemortem (antes da morte) para um odontologista forense[7] ,

7. Informações gerais sobre o paciente: [8,9]

É importante que os registos dos doentes contenham as seguintes informações gerais sobre cada doente e que estas informações sejam actualizadas a intervalos regulares.

As informações devem incluir o nome do doente, informações de contacto, data de nascimento, médico de cuidados primários, nome e número do contacto de emergência e informações sobre o seguro, se aplicável.

História médica e dentária: [89]

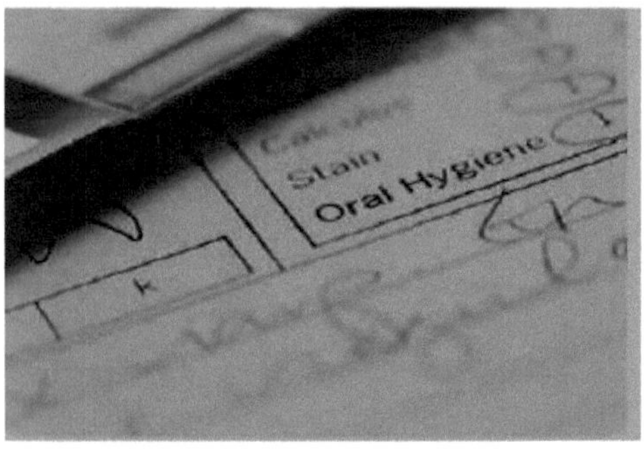

8. *Historial médico:*

A história clínica geral deve ser revista, rubricada pelo médico assistente e datada aquando do exame inicial. Ao fazer a história clínica, os dentistas devem assegurar que todas as informações médicas necessárias e relevantes são obtidas de modo a permitir a prestação de cuidados dentários seguros no momento do tratamento e no futuro. Para determinar, por exemplo, se um doente teve alguma doença grave, condição ou reação adversa que possa ter impacto na prestação de cuidados dentários seguros, a seguinte lista de verificação pode ser útil:

• informações pormenorizadas sobre hospitalizações anteriores e/ou doenças graves, afecções ou reacções adversas;

• doenças respiratórias significativas, por exemplo, asma, enfisema, tuberculose;

• quaisquer alergias conhecidas;

• reacções peculiares ou adversas a quaisquer medicamentos ou injecções, por exemplo, penicilina, aspirina ou anestésicos locais;

• doença cardíaca, ataque cardíaco, problemas de tensão arterial ou acidente vascular cerebral;

• antecedentes de endocardite infecciosa;

• epilepsia ou convulsões;

• doenças do sangue, tendência para hemorragias ou nódoas negras;

• doenças endócrinas, por exemplo, diabetes;

• cancro/tratamento por radiação/quimioterapia

• hepatite A/B/C, iterícia, doença hepática ou perturbações gastrointestinais;

• doença renal;

• doenças imunocomprometidas, por exemplo, VIH positivo, SIDA, leucemias;

- estado nutricional/perturbações alimentares, por exemplo, anorexia nervosa, bulimia;

- quaisquer articulações protésicas;

- medicamentos e suplementos tomados regularmente;

- gravidez;

- perturbações psiquiátricas/tratamento;

- dependência de drogas ou álcool; e

- quaisquer outras condições ou problemas de que o clínico deva ter conhecimento. Quaisquer alergias a medicamentos, alertas médicos ou condições pertinentes para os cuidados do doente devem ser anotados de forma visível no registo do doente. O dentista deve assinar e datar a história clínica. Alguns profissionais podem optar por ter a história clínica preenchida assinada pelo doente ou, no caso de uma criança, pelos pais ou pelo tutor legal.

Atualização da história clínica:

Com base na sua idade e historial, as perguntas adequadas para atualizar as informações médicas do doente podem incluir

- Houve alguma alteração no seu estado de saúde, por exemplo, alguma doença grave,

hospitalização ou novas alergias? Em caso afirmativo, especificar.

- Está a tomar algum medicamento novo ou houve alguma alteração nos seus medicamentos? Em caso afirmativo, especificar.

- Foi-lhe diagnosticado um novo problema cardíaco ou houve alguma alteração num problema cardíaco existente?

- Quando foi o seu último exame médico?

- Foi identificado algum problema? Em caso afirmativo, queira explicar.

- **Apenas para mulheres:** Está a amamentar ou grávida? Se estiver grávida, qual é a data prevista para o parto?

História dentária:

Para além dos resultados clínicos, o registo do doente deve conter uma anotação de qualquer história dentária significativa, incluindo uma avaliação do risco de cárie e da saúde periodontal. As informações obtidas sobre a história dentária de um paciente podem complementar o exame clínico e ajudar no planeamento e na sequência dos cuidados dentários necessários e adequados para melhorar o estado de saúde dentária do paciente.

9. *Confidenţiali ty:*[10]

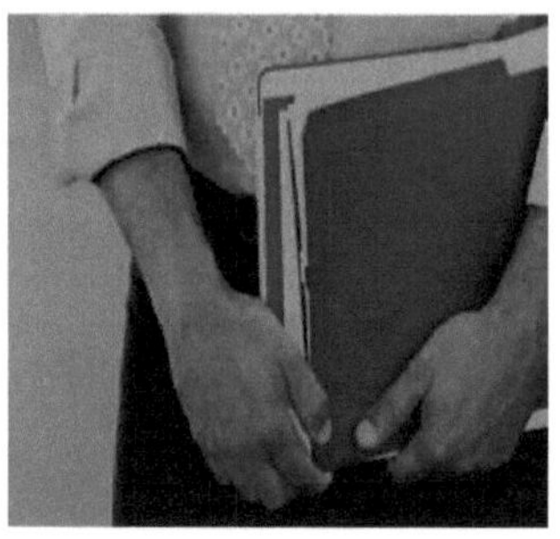

As informações dos pacientes e os registos dentários contêm informações pessoais sensíveis e devem ser mantidos em sigilo. As informações pessoais e os registos dentários de um paciente devem ser protegidos contra qualquer utilização ou divulgação não autorizada, exceto quando exigido por lei ou quando o paciente tiver dado o seu consentimento expresso, de preferência por escrito. Os dentistas são também responsáveis por assegurar que o seu pessoal está ciente da obrigação de manter a confidencialidade no que diz respeito às informações dos pacientes e aos registos dentários. Os dentistas e o seu pessoal devem também estar cientes **da** necessidade de consentimento do paciente antes da divulgação ou transferência de qualquer informação do paciente ou registos dentários a terceiros, incluindo a outros membros da família. Os requisitos de confidencialidade aplicam-se a informações em papel, electrónicas e outras formas de informação do paciente e registos dentários. Os registos devem ser armazenados de forma segura, não devem ser deixados sem vigilância ou em áreas públicas do consultório e devem ser destruídos de forma adequada e segura no final do período de retenção exigido.

O consentimento do paciente, de preferência por escrito e assinado pelo paciente, deve ser obtido para a divulgação de qualquer informação do paciente ou registos dentários a, ou a obtenção de qualquer informação do paciente ou registos dentários de, outro dentista, o médico do paciente ou um representante autorizado. Podem existir situações em que o consentimento verbal pode ser aceitável, desde que esse consentimento seja documentado na ficha do paciente; é necessário, obviamente, um julgamento profissional adequado sobre a forma que o consentimento do paciente deve assumir em cada caso.

10. Exame dentário: ^8g

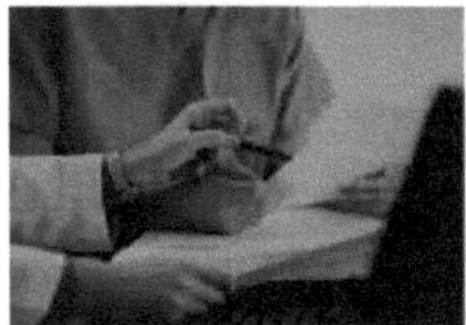

O registo do doente deve incluir registos no prontuário e descrições escritas e/ou electrónicas das condições presentes no exame do doente.

Estas informações podem ser classificadas da seguinte forma:

- *Avaliação extra-oral*

- *Avaliação dos tecidos moles*

- *Avaliação da dentição*

- *Sinais* vitais - A necessidade destas informações depende da complexidade do tratamento dentário requerido, do historial médico e do estado de saúde atual do paciente, bem como da utilização de sedação ou de anestesia geral.

- *Avaliação periodontal* - Pode ser realizada em duas fases, nomeadamente um exame de rastreio periodontal reconhecido para pacientes adolescentes e adultos [ou seja, Registo de Rastreio Periodontal (PSR), Índice Periodontal Comunitário de Necessidades de Tratamento (CPITN)] e um exame periodontal completo para aqueles cujos resultados de rastreio justificam um acompanhamento aprofundado.

- *Relação com o Arco e Crescimento/Desenvolvimento*

Avaliação - Sempre que apropriado, como parte de um exame oral completo, é importante mostrar no registo do doente que cada uma destas áreas foi abordada durante o exame. Para os doentes com pouca ou nenhuma história de doença dentária e uma boca relativamente saudável, isto pode ser conseguido com uma anotação como "dentro dos limites normais" para a maioria das áreas. Embora a escolha do formulário de registo ou ficha do doente seja deixada ao critério de cada médico, é importante que haja espaço suficiente para registar toda a informação relevante e para a atualizar sempre que necessário. Estes registos devem refletir as condições iniciais e diferenciá-las dos achados subsequentes.

Qualquer parte do registo utilizada numa base contínua, como um odontograma, deve ter espaço suficiente para registar todas as informações relevantes e actualizações necessárias. As alterações dos resultados clínicos observadas em reexames subsequentes ou em consultas de urgência devem ser registadas por escrito no processo do paciente ou anotadas num odontograma separado.

11. Radiografias e registos dentários: _u i2 3 4₄₄₄₄₅₄₆_

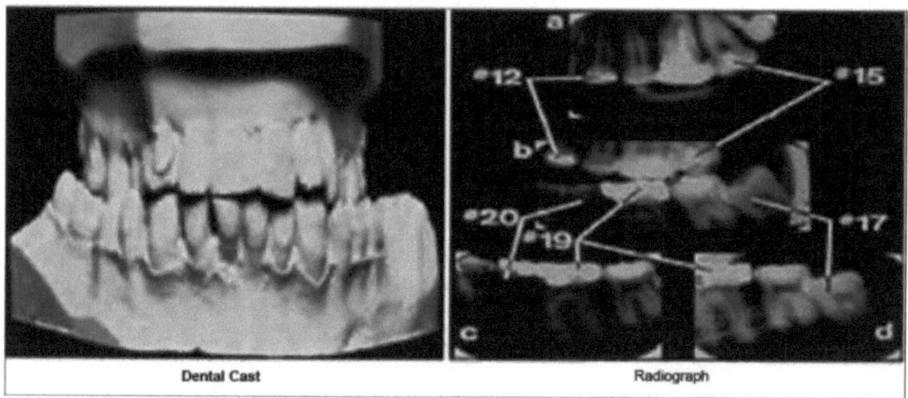

As radiografias são uma parte importante do registo do doente. Devem ser claramente identificadas com o nome do doente e do dentista, datadas e ter uma qualidade de diagnóstico aceitável. Todas as radiografias tiradas num consultório dentário devem ser anotadas, incluindo quaisquer repetições ou problemas encontrados. Os seguintes factores podem influenciar a qualidade de diagnóstico das radiografias:

- nevoeiro cinematográfico

- mancha, descoloração ou marcas estrangeiras

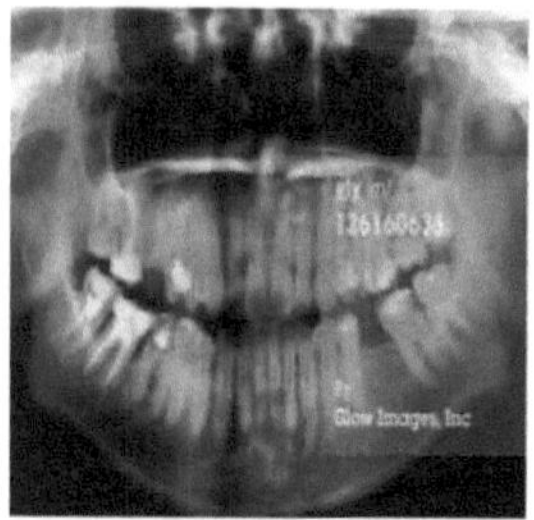

- densidade de imagem inadequada

- imagens alongadas ou encurtadas

- sobreposição de superfícies interproximais

- visão inadequada do ápice ou ápices

O número e o tipo de radiografias prescritas para os novos doentes devem ser adequados à idade, ao estado de saúde oral e à história dentária do doente. A decisão de tirar radiografias de revisão deve basear-se na idade do paciente, no seu estado geral ou sistémico, na história dentária, no estado atual e em quaisquer radiografias existentes. As radiografias de revisão e/ou pós-operatórias só devem ser efectuadas quando consideradas necessárias e não por rotina. Sempre que um paciente, o seu tutor ou representante autorizado recusar as radiografias recomendadas, essa recusa deve ser registada no processo do paciente.

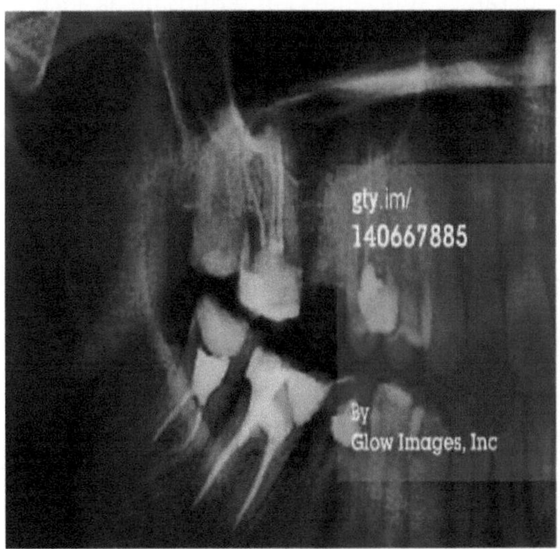

Quando é que as radiografias devem ser efectuadas?

1. Início do tratamento

2. Durante a avaliação do tratamento

3. Fim do tratamento

4. Retenção

Pré-tratamento:

Filme panorâmico:

Diretrizes: Deve ser obtida uma radiografia panorâmica para todos os pacientes antes do início do tratamento, exceto se existirem, para manutenção e utilização pelo médico assistente, outras radiografias adequadas que permitam ao médico ortodontista formular um diagnóstico e um plano de tratamento adequados.

Fundamentação: A radiografia panorâmica fornece geralmente mais informações de diagnóstico aplicáveis à prática da ortodontia do que outros tipos de radiografia intra-oral. Se o doente já possuir outras radiografias, suficientes em termos de alcance e qualidade para fins de diagnóstico ortodôntico, não é normalmente do interesse do doente expô-lo a radiação ionizante adicional apenas para obter uma radiografia panorâmica.

TAC de feixe cónico:

Diretrizes: Deve ser obtida uma radiografia de TCFC para todos os doentes, antes do início do tratamento, quando se espera que a informação obtida a partir desta radiografia beneficie ou melhore a formulação do diagnóstico e do plano de tratamento do doente e desde que a informação a obter não possa ser obtida através de avaliações radiológicas menos invasivas.

Fundamentação: As tomografias computadorizadas de feixe cônico são importantes auxiliares de diagnóstico para a visualização da anatomia e patologia normal e anormal nos três planos do espaço. Além disso, esses filmes fornecem dados precisos para a utilização de mecanoterapias adjuvantes específicas, bem como dados comparativos para avaliar o crescimento e/ou mudanças mecanoterápicas que acompanham a terapia ortodôntica de um paciente nos três planos do espaço.

A meio do tratamento:

Filme panorâmico:

Diretrizes: Deve ser efectuada uma radiografia panorâmica do paciente em intervalos anuais. Além disso, as radiografias panorâmicas também podem ser tiradas em qualquer outro momento apropriado durante a terapia ortodôntica, a fim de monitorizar os efeitos contínuos do tratamento. Isto permitirá a descoberta atempada de qualquer informação que possa resultar na necessidade de alterar o plano de tratamento proposto para esse paciente.

Fundamentação: Uma radiografia panorâmica a meio do tratamento é útil para determinar determinadas informações clínicas, tais como:

(1) se está ou não a ocorrer reabsorção radicular;

(2) se as raízes dos dentes adjacentes a qualquer extração ou espaços edêntulos estão corretamente alinhadas;

(3) se estão ou não a ser feitos progressos adequados relativamente à exposição, ligadura e subsequente tração de dentes impactados;

(4) o momento e o posicionamento das unidades dentárias durante a sua formação, esfoliação e erupção;

(5) o diagnóstico de outras patologias ou anomalias dentárias que possam ocorrer durante a terapia ortodôntica.

TAC de feixe cónico a *meio do tratamento e/ou após o tratamento*:

Diretrizes: A TCFC deve ser obtida durante ou após a conclusão do tratamento ortodôntico para os doentes cujo diagnóstico e/ou mecanoterapia continuados serão melhorados em resultado da aquisição de dados, e desde que a informação a obter não possa ser obtida por meios radiológicos menos invasivos.

Justificativa: A criação de um diagnóstico ortodôntico individualizado e de um plano de tratamento depende da capacidade de adquirir todas as informações necessárias para o desenvolvimento de objetivos específicos de tratamento, que podem então ser abordados utilizando a mecanoterapia ideal necessária para atingir esses objetivos. Além disso, um método geralmente aceito para a verificação quantitativa, em oposição à qualitativa, do alcance desses objetivos e da conclusão bem-sucedida do tratamento é a comparação de dados idênticos que detalham o estado pré, médio e/ou pós-tratamento do paciente. Sem poder medir quantitativamente a eficácia de qualquer tratamento efectuado, o direito do doente a ser informado sobre o seu estado clínico relacionado com o facto de ter sido submetido ou ter renunciado a formas específicas de intervenção fica comprometido. Se existir um grau clinicamente significativo de compromisso ou limitação entre os objectivos iniciais e os resultados do tratamento, o doente, exceto em casos raros, deve ser informado dessa discrepância. Isto permite ao doente aceitar o grau de correção alcançado ou prosseguir uma terapia adicional.

Pós-tratamento:

Filme panorâmico:

Diretrizes: Uma radiografia panorâmica deve ser tirada para cada paciente após a conclusão do tratamento. Se outras radiografias dentárias forem contempladas ou existirem, e se tiverem ou forem de qualidade de diagnóstico suficiente para manutenção e utilização pelo ortodontista, não é necessário obter a radiografia panorâmica pós-tratamento.

Fundamentação: Uma radiografia panorâmica pós-tratamento é importante para avaliar adequadamente o estado de saúde dentária de um paciente. A terapia ortodôntica apresenta riscos únicos associados ao tratamento, alguns dos quais só podem ser verificados através de estudos radiográficos. O direito legal e ético do paciente de ser informado sobre o seu estado de saúde oral exige que, se for detectado um grau de comprometimento, limitação ou sequelas negativas como resultado de um tratamento ortodôntico, o paciente deve ser informado de tais consequências. Isto irá permitir a integração adequada e atempada de qualquer tratamento adjuvante interdisciplinar necessário que irá beneficiar o paciente.

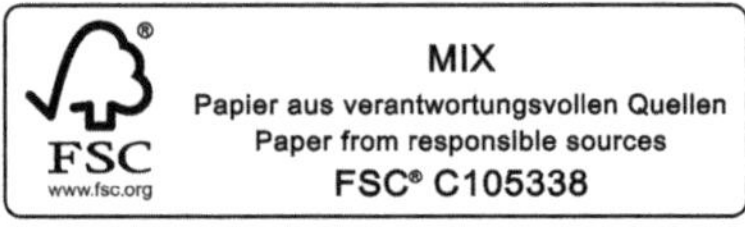

Printed by Books on Demand GmbH, Norderstedt / Germany

Pós-retenção:

Filme panorâmico:

Diretrizes: Deve ser efectuada uma radiografia panorâmica aos pacientes que, no final da fase de contenção do seu tratamento ortodôntico, apresentem dentes não irrompidos ou anomalias radiográficas antes ou durante o tratamento que exijam uma observação de acompanhamento.

Fundamentação: A terapia ortodôntica é frequentemente efectuada e subsequentemente concluída em pacientes que não completaram o seu crescimento e desenvolvimento dento-facial. Além disso, a intervenção ortodôntica tem o potencial de comprometer a relação coroa/raiz em todos os pacientes. Uma vez que os pacientes têm o direito irrestrito de se manterem informados sobre o estado dos seus cuidados de saúde oral, a realização de radiografias pós-retenção em intervalos apropriados, de acordo com as necessidades clínicas do paciente em particular, é frequentemente apropriada e no melhor interesse do paciente.

Radiografias tomográficas, periapicais, dentárias e/ou oclusais:

Diretrizes: Dependendo do estado clínico de um determinado doente, estas películas podem ser obtidas conforme necessário para fins de diagnóstico e planeamento do tratamento.

Fundamentação: estas películas são adjuvantes de outros estudos radiográficos associados à terapia ortodôntica. Os estudos cefalométricos e panorâmicos são normalmente suficientes para o diagnóstico ortodôntico e o planeamento do tratamento. No entanto, podem ser necessárias tomografias, radiografias periapicais, bitewing e/ou oclusais para diagnosticar ou verificar adequadamente outras patologias ou anomalias dentárias que não poderiam ser visualizadas adequadamente de outra forma e que poderiam interferir com a terapia ortodôntica se não fossem diagnosticadas e tratadas atempadamente.

Estudos de pulso de mão:

Diretrizes: Pode ser realizada uma película do pulso da mão, antes do início do tratamento ativo ou antes de se submeter a cirurgia ortognática, em todos os pacientes com idade inferior a 18 anos. Esta película tem o potencial de produzir informações de apoio para os pacientes que ainda se encontram em fase de crescimento e desenvolvimento dento-facial ativo e/ou têm uma história clínica positiva de condições metabólicas e/ou endocrinológicas. Por conseguinte, estes dados podem ajudar o médico a determinar a maturação esquelética e/ou o potencial de crescimento de um doente quando esta informação é considerada importante para o diagnóstico.

Fundamentação: A conclusão ou a cessação relativa do crescimento e desenvolvimento dento-facial de um doente pode ser fundamental para determinar a melhor cronologia para intervir com várias modalidades de tratamento adjuvante mecanoterapêutico ou cirúrgico. Embora se reconheça que existem outros testes que podem ser mais conclusivos relativamente à determinação desta informação, também são mais invasivos. A decisão de obter esta empresa deve ser ponderada através de uma análise da relação risco/benefício, uma vez que está relacionada com o grau de informação fiável que pode ser obtido a partir destes dados.

12. Moldes dentários: (Critérios de avaliação):[17,18]

- Todas as superfícies dos dentes, dos tecidos gengivais e dos tecidos moles artificiais devem ser reproduzidas com exatidão e estar isentas de espaços vazios e nódulos.

- As superfícies do molde (incluindo a base) devem ser duras, densas, sem espaços vazios e sem lama de trituração deixada pelo aparador.

- A base do molde tem entre 14 e 16 mm de espessura a partir da área do espaço palatino médio ou do espaço lingual médio. O espaço lingual deve ser aparado de forma plana e lisa, duplicando o typodont.

- Os moldes devem ser aparados de modo a que os planos oclusais fiquem paralelos ao tampo da mesa. Quando colocados de costas, os moldes devem articular-se corretamente. A base (fundo) dos moldes deve ser plana e não "balançar" quando colocada numa superfície plana.

-Os dentes, os tecidos moles e as zonas do terreno devem ser vertidos em gesso dentário de tipo III; a base deve ser vertida em gesso de laboratório de tipo II

Quando é que os modelos de estudo devem ser tomados?

1. Início do tratamento
2. Durante o tratamento para avaliação
3. Fim do tratamento
4. Retenção

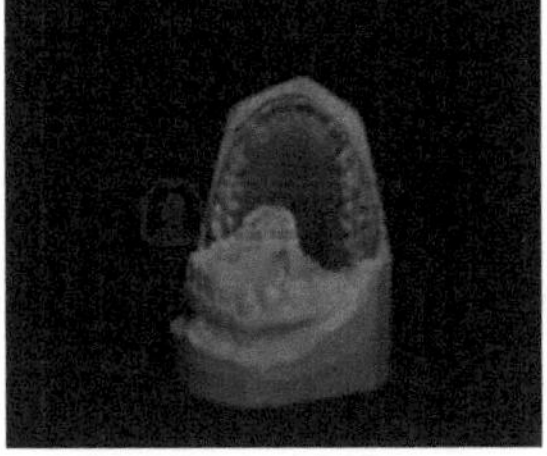

13. REGISTOS ORTODÔNTICOS INICIAIS:[19]

A]Radiografia panorâmica atual ou FullMouthSeries:

Antes de iniciar o tratamento ortodôntico, deve ser feita uma avaliação radiográfica completa do paciente, com uma atualização de seis meses, independentemente da idade do paciente ou do tratamento planeado, é aconselhável ter radiografias actuais. Não se contente com radiografias com mais de seis meses, porque muitas coisas podem ter mudado e gostaria de saber o estado exato dos dentes e dos tecidos na altura em que iniciou o tratamento. É essencial ter uma radiografia panorâmica ou um levantamento periapical completo da boca nos registos de diagnóstico de potenciais pacientes ortodônticos.

A **falta congénita de dentes**, com exceção dos terceiros molares, requer, na maioria das vezes, tratamento ortodôntico para resolver os problemas de oclusão resultantes. **Os dentes impactados** precisam de ser avaliados radiograficamente quanto à sua posição e relação com os outros dentes. **A dilaceração da raiz** pode ter um impacto no sucesso da movimentação de um dente. **A altura do osso alveolar** e **o estado periodontal** são factores importantes para o diagnóstico ortodôntico. **Os dentes supranumerários** não irrompidos devem ser removidos antes do tratamento ortodôntico. **A reabsorção radicular** significativa é uma contraindicação para o tratamento ortodôntico e precisa ser identificada e avaliada antes da colocação dos aparelhos. **As condições patológicas** periapicais devem ser tratadas através de procedimentos endodônticos adequados antes de o paciente iniciar o tratamento ortodôntico.

8. Cefalograma:[20]

A cefalometria fornece um meio de estudar o crescimento e o desenvolvimento do complexo facial e da cabeça e permite ao médico uma avaliação clínica através da análise de uma série de pontos cefalométricos esqueleto-dentários. Com esta radiografia, o médico pode analisar melhor o caso e planear eficazmente o tratamento.

c. *RADIOGRAFIAS TRANSCRANIANAS/TOMOGRAMAS:*[21]

Estas radiografias são tiradas para examinar a articulação temporomandibular e são consideradas registos de diagnóstico facultativos. Se tiver o equipamento disponível, recomenda-se a sua inclusão nos registos iniciais. As radiografias e outras modalidades de imagem devem ser utilizadas para investigar a ATM quando o doente apresenta assimetrias faciais e uma relação intermaxilar em constante mudança ou quando existe uma história de traumatismo, crepitação da articulação ou uma história de doença inflamatória.

d. *EXAME DA ARTICULAÇÃO TEMPOROMANDIBULAR (TMJ):* [12]

O exame da ATM como parte do exame oral inicial é imperativo. Estudos indicam que a doença da ATM não melhora nem piora como resultado do tratamento ortodôntico, portanto, um registo dos sintomas da ATM antes do tratamento é necessário para todos os envolvidos. Alguns distúrbios da ATM que são detectados no exame pré-tratamento podem beneficiar do tratamento ortodôntico, enquanto outros distúrbios podem complicar o tratamento ou ser uma contraindicação para o tratamento ortodôntico

E. *IMPRESSÕES SUPERIORES E INFERIORES COM MORDIDA CÊNTRICA:*

O modelo de registo é o mais permanente de todos os registos ortodônticos. Ele não é apenas uma ferramenta de diagnóstico, mas é um registo permanente das condições anteriores ao tratamento ortodôntico. Após a sua utilidade como guia no diagnóstico inicial, o modelo de registo é um ponto de referência constante à medida que o tratamento progride. Os modelos são utilizados para avaliar a classificação dos molares e caninos, a sobremordida e sobressaliência, a quantidade aproximada de apinhamento ou espaçamento numa determinada arcada dentária e a presença de mordida cruzada anterior ou posterior. Uma vez que os modelos são uma representação tridimensional da dentição de um paciente, podem ser utilizados para demonstrar uma má oclusão tanto aos pais como ao paciente. Finalmente, é uma excelente ajuda para avaliar as alterações pós-tratamento.

F. FOTOGRAFIA ORTODÔNTICA

14. Diagnóstico e planeamento do tratamento:[22]

O registo do paciente deve conter declarações que identifiquem quaisquer necessidades imediatas ou queixas principais apresentadas pelo paciente. Para além das situações de emergência ou de consulta única, o estado geral dos dentes e das estruturas de suporte também deve ser revisto e documentado regularmente. Recomenda-se que seja incluída no registo uma declaração relativa ao risco de cárie e ao estado periodontal do doente com base na história e no exame. Quaisquer discussões relativas a recomendações gerais sobre futuras opções de tratamento, um plano de manutenção e o custo do tratamento devem ser registadas no registo do paciente.

O diagnóstico estabelecido a partir da análise dos dados recolhidos e registados durante o exame clínico, completado pelas radiografias e/ou modelos de estudo de diagnóstico necessários e/ou pelos resultados de eventuais exames ou consultas, deve ser anotado no processo do doente. Sempre que possível, todos os diagnósticos devem ser indicados especificamente. Deve igualmente ser registado que esta informação foi comunicada ao paciente.

O plano de tratamento deve enumerar os serviços recomendados a prestar ao doente e deve basear-se na história clínica e dentária, no exame clínico e no diagnóstico. O plano de tratamento deve ser apoiado por um registo clínico completo e preciso e ter em conta a urgência e a gravidade relativas do estado do doente. O plano de tratamento deve ser apoiado por um registo clínico completo e preciso e ter em conta a urgência e a gravidade relativas do estado do doente:

- a urgência e a ordem do tratamento;

- as opções de materiais e métodos apresentadas ao doente;

- opções e alternativas de tratamento, incluindo a ausência de tratamento;

- todas as recomendações, instruções e conselhos dados, juntamente com os comentários pertinentes do paciente;

• debates sobre as implicações financeiras e as modalidades de pagamento discutidas;

• uma indicação da decisão do doente relativamente à escolha do tratamento e de que foi obtido o consentimento informado; e

• um calendário planeado de reavaliação e/ou de avaliação dos resultados de planos de tratamento alargados ou complexos.

No caso de tratamentos prolongados ou complexos, o plano de tratamento deve também incluir um calendário de consultas, um calendário estimado e, se for caso disso, uma breve descrição dos serviços a efetuar em cada consulta. Quaisquer condições que estejam a ser monitorizadas devem ser anotadas, bem como o facto de o paciente ter sido informado em conformidade. A medida em que o paciente aceitou ou rejeitou o tratamento recomendado também deve ser registada, quando aplicável.

15. Organização dos registos dentários :

A maioria dos dentistas toma notas em registos dentários em papel. No entanto, cada vez mais dentistas estão a utilizar sistemas de preenchimento computorizados para manter os registos dentários dos pacientes. Os registos electrónicos têm grandes vantagens em termos de qualidade e segurança dos doentes, e irão provavelmente aumentar à medida que mais consultórios dentários se informatizam. Uma vez que muitos consultórios dentários utilizam os tradicionais registos em papel, os sistemas de arquivo tradicionais são discutidos em primeiro lugar.

Sistema de arquivo:[5]

Geralmente, os registos dos doentes são guardados em pastas de arquivo para proteção. Estas pastas são rotuladas com as seguintes informações (pela ordem que se segue):

Apelido do doente;

Nome próprio do doente;

Nome do meio do doente; e

Grau ou antiguidade do doente (ou seja, sénior, II).

Os ficheiros são então organizados de forma a serem facilmente recuperados - normalmente num sistema de arquivo lateral de prateleiras abertas.

Tipos de sistemas de exploração:

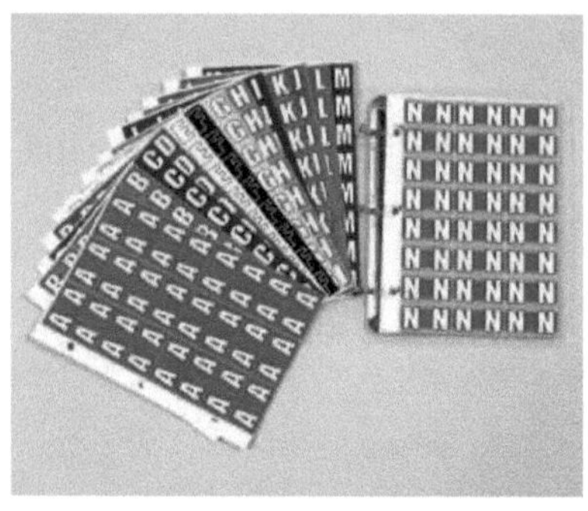

1) Arquivo alfabético [23]

O arquivamento alfabético é o sistema de arquivamento mais comum para menos de 5.000 registos.| O arquivamento por ordem alfabética é um sistema em que os ficheiros são organizados por nomes de indivíduos, empresas, instituições, agências, assuntos, tópicos ou localizações geográficas de acordo com a ordem do dicionário. Este sistema é eficaz para ficheiros de nomes de clientes ou consumidores. Para ficheiros de assuntos, utilize um índice relativo. O índice é uma lista por ordem alfabética dos nomes dos tópicos escolhidos para representar cada assunto. Consulte o índice relativo para saber em que nome de tópico deve arquivar o registo.

2)Arquivo numérico [23]

Ao criar um sistema de arquivo numérico, organize os ficheiros por ordem sequencial utilizando os números diretamente do registo ou um número atribuído. A maioria dos sistemas utiliza um índice para recuperar os ficheiros. Um sistema de arquivo numérico aumenta a produtividade devido à maior rapidez na procura e localização de um ficheiro. Também proporciona uma identificação exacta e permite uma maior confidencialidade. É capaz de expansões infinitas e pode ser utilizado para mais de 5.000 registos, ao contrário do sistema de arquivo alfabético

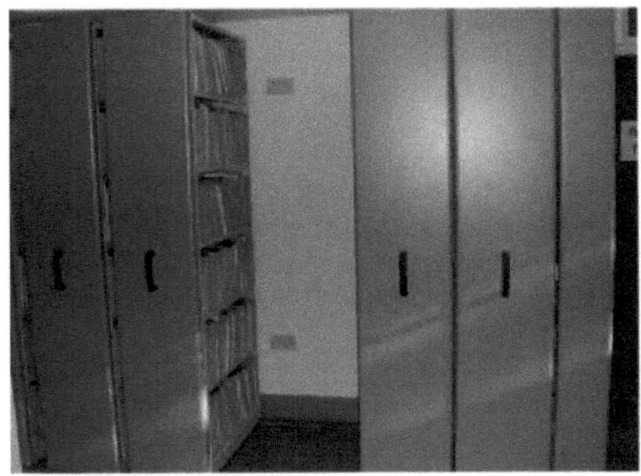

sistema de arquivo lateral de prateleiras abertas

Arquivo alfa-numérico[23]

O arquivo alfanumérico utiliza uma combinação de nomes e números. É comum utilizar este tipo de sistema de arquivo com nomes de assuntos e números. Organize os ficheiros de acordo com as divisões alfabéticas ou o título do assunto e depois por categoria numérica. É necessário utilizar um índice relativo para ficheiros alfanuméricos. O índice listará os códigos numéricos atribuídos a cada divisão alfabética.

Sistemas de arquivo sem papel

Os sistemas de arquivo sem papel estão a tornar-se comuns em muitas empresas e residências. Resolvem a necessidade de espaço de armazenamento físico e o problema da perda ou extravio de informações. Um sistema de arquivo sem papel permite o acesso partilhado entre vários departamentos. Embora o acesso partilhado forneça acesso a registos a pedido, pode definir direitos de utilizador para ver, editar, criar ou eliminar ficheiros para controlar o acesso. Os tipos de sistemas de arquivo sem papel incluem programas de software simples, servidores de documentos e sistemas de gestão de documentos.

Método de codificação de cores dos ficheiros: =

-Os sistemas numéricos combinados com código de cores são as formas mais utilizadas de arquivo dentário. Estes sistemas de arquivo são melhores para organizações maiores, porque há espaço para adicionar registos dentro das combinações de números. Algumas organizações podem utilizar a codificação alfabética, normalmente pelo apelido do paciente, para arquivar registos dentários. No entanto, este sistema é melhor utilizado apenas em pequenas instalações com uma baixa taxa de rotação de doentes, porque um grande número de apelidos comuns pode fazer com que a recuperação de ficheiros seja demorada.

-Fornecer a pasta de arquivo com o código adequado. Uma vez escolhido o método de arquivamento, a informação apropriada pode ser colocada na pasta de arquivo do registo dentário. Muitas pastas de arquivo podem ser compradas com cores e blocos de números pré impressos. Para os consultórios mais pequenos que utilizam a codificação por cores, podem ser comprados autocolantes numéricos codificados por cores e colocados na margem das pastas em branco. Uma vez que os registos tenham sido codificados, o nome do paciente e o número do registo médico também devem ser escritos ou afixados com uma etiqueta na frente da pasta de arquivo.

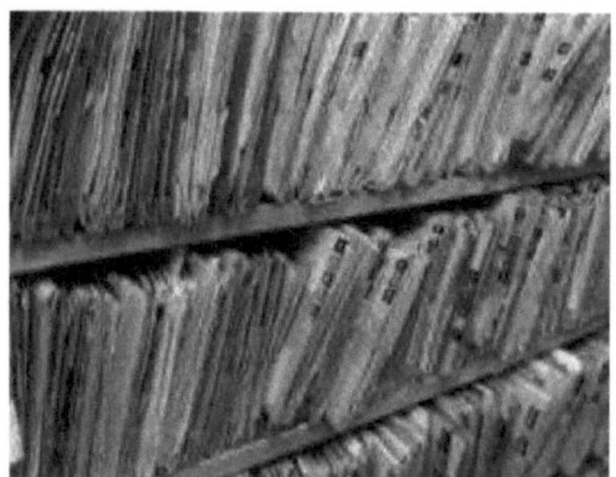

-Assegurar que a informação de codificação do ficheiro corresponde à informação do doente no interior do registo. Uma vez que os registos médicos são documentos legais para os cuidados prestados ao doente, é imperativo poder recuperar rapidamente as informações corretas durante o tratamento do doente.

Outros métodos incluem:s

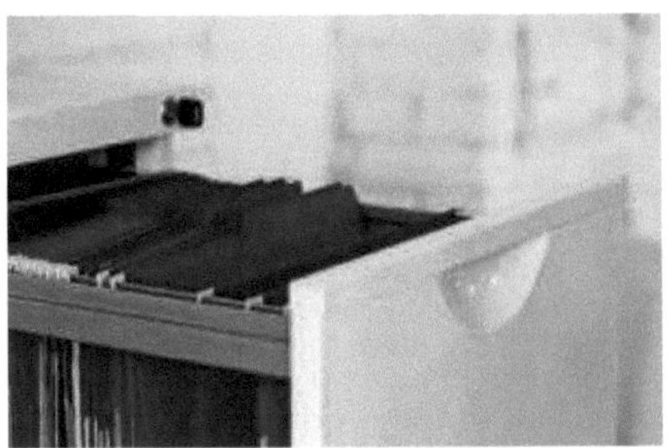

Prateleiras para armários abertos:

Os armários abertos permitem armazenar

registos dentários. São constituídas por prateleiras onde são guardados os ficheiros em papel dos registos dentários. As prateleiras são suficientemente profundas para que os ficheiros caibam de forma fácil e segura. São adicionadas divisórias para permitir a organização e o acesso fácil. Este método de armazenamento de registos dentários permite que os ficheiros sejam ordenados por ordem alfabética, tornando os ficheiros individuais mais fáceis de localizar. Este estilo de armazenamento pode ser personalizado para qualquer tamanho, permitindo-lhe adaptar-se a qualquer área.

EDR: (registos dentários electrónicos)

Os registos dentários electrónicos são registos dentários que são ficheiros informáticos. São armazenados num computador de consultório, num software especial, em redes hospitalares, discos e cartões de memória. Este tipo de ficheiro requer um espaço de armazenamento mínimo, necessitando apenas de espaço suficiente para o sistema informático. São utilizadas áreas de armazenamento como armários e gavetas para guardar discos e cartões de memória. Os prestadores de cuidados de saúde acedem facilmente aos ficheiros armazenados nos computadores.

Sala de registos:

As salas de registos são criadas em hospitais, clínicas e consultórios médicos. Estas salas podem conter vários métodos de armazenamento de registos médicos, tais como armários de arquivo ou armários abertos. Podem conter armários de arquivo maiores ou prateleiras utilizadas para armazenar registos maiores, incluindo radiografias e resultados de exames. Estas salas são normalmente utilizadas em hospitais para armazenar o grande número de registos médicos que acumulam. As salas de registos oferecem uma oportunidade para permitir um acesso restrito através da utilização de fechaduras. As opções de fechadura incluem chave eletrónica, teclado e fechadura e chave tradicionais.

Muitos consultórios dentários utilizam um sistema de arquivo com código de cores para os ficheiros de registos dos doentes. As etiquetas com código de cores - normalmente as duas primeiras letras do último nome do paciente e a data ativa do tratamento - são colocadas no ficheiro do paciente. Isto pode ajudar a tornar a recuperação dos registos rápida e fácil.

Ficheiros *activos e inactivos* [5]

A maioria dos consultórios tem duas categorias de ficheiros de registos de doentes:

1) Ativo

2) Inativo.

Os ficheiros activos contêm os registos dos pacientes que estão atualmente a receber cuidados dentários

fornecidos pela clínica. Consideram-se doentes inactivos aqueles que não regressam ao consultório há 24 meses. Mantenha os ficheiros dos pacientes activos no local. Estes registos devem estar convenientemente localizados no consultório.

Os ficheiros inactivos contêm os registos de doentes que foram tratados no consultório no passado, mas que não estão atualmente a ser tratados no consultório. Estes ficheiros estão geralmente localizados no consultório, mas numa área remota.

Tal como definido pela política da Associação Dentária Americana, (Trans. 1991:621), um paciente dentário ativo de registo é qualquer indivíduo em qualquer uma das duas categorias seguintes:

Categoria I - pacientes de registo que tenham tido serviço(s) dentário(s) prestado pelo dentista nos últimos doze (12) meses;

Categoria II - pacientes de registo que tenham recebido serviços dentários prestados pelo dentista nos últimos vinte e quatro (24) meses, mas não nos últimos doze (12) meses.

Um paciente inativo é qualquer indivíduo que se tornou um paciente de registo e não recebeu qualquer serviço(s) dentário(s) dos dentistas nos últimos vinte e quatro (24) meses.

Deve ser criado um sistema para identificar atempadamente a passagem do estatuto de ativo para inativo. Todos os registos, activos e inactivos, devem ser mantidos cuidadosamente para garantir que não são destruídos ou perdidos.

Se o espaço para os registos se tornar um problema, os registos dentários podem ser preservados em microfilme ou microficha, armazenados num serviço de armazenamento de registos (bastante comum em muitas jurisdições) ou digitalizados para armazenamento eletrónico. A grande vantagem de armazenar registos eletronicamente ou em microfilme ou microficha é que ocupam menos espaço do que os registos em papel. Os moldes de diagnóstico e/ou de tratamento podem ser fotografados e armazenados em alguns casos. Etiquetar todos os envelopes que contenham radiografias com o nome do doente, a identificação única do doente e uma contagem do número de radiografias individuais contidas no interior. Para evitar a perda do conteúdo, selar cada envelope que contenha radiografias soltas.

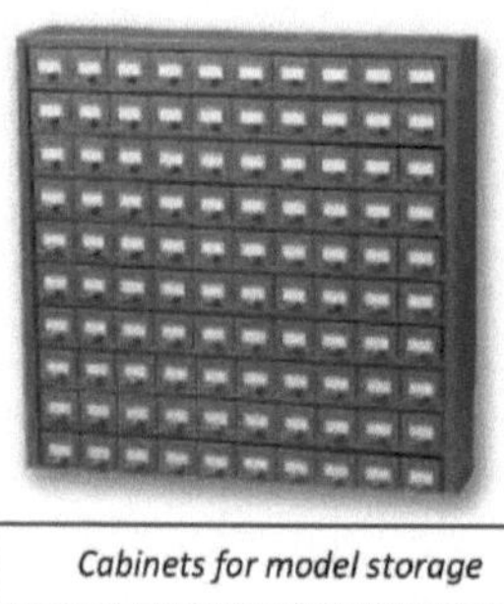

Cabinets for model storage

O nome do doente e a data da impressão devem aparecer nos moldes. No entanto, não utilizar lápis, uma vez que as marcas de lápis podem soltar-se ou manchar-se durante o manuseamento, podendo atrasar uma identificação positiva. Uma vez que os moldes de diagnóstico são quebráveis, antes de serem libertados devem ser embrulhados de forma segura para evitar danos em plástico bolha ou material de embalagem solto dentro de uma caixa com as informações de contacto do dentista no exterior.

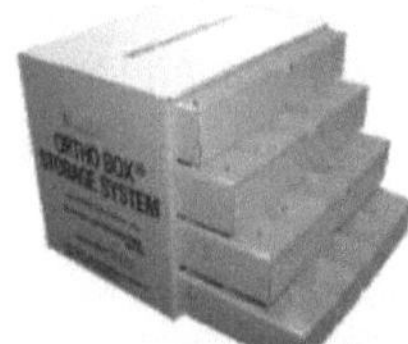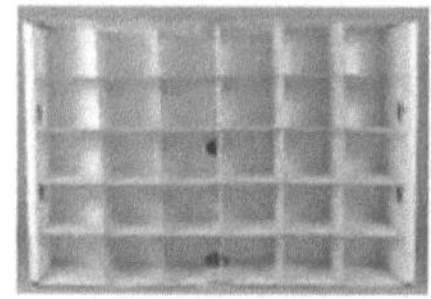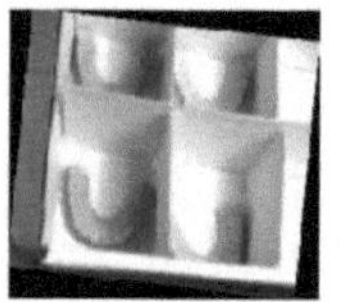

boxes for model storage

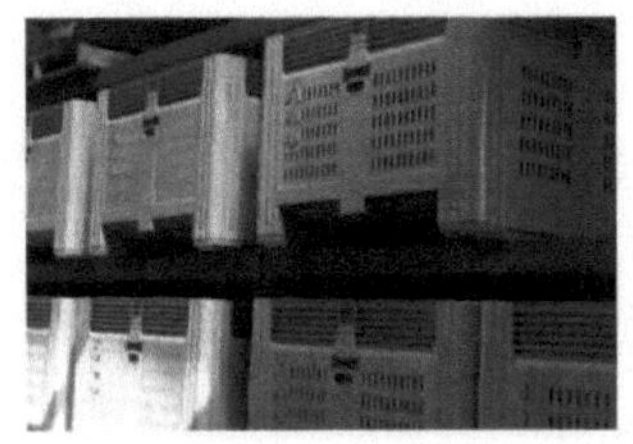 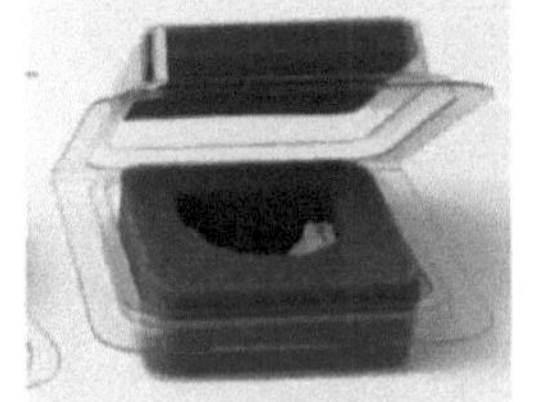

model storage trays

16. *Consentimento informado:*[24]

O consentimento informado baseia-se no direito de cada pessoa a determinar o que será feito ao seu próprio corpo. O consentimento informado garante a cada pessoa o direito de recusar o tratamento, de consentir o tratamento e de retirar o consentimento ao tratamento. O consentimento informado também garante que a pessoa compreende os riscos e os benefícios de cada opção de tratamento apresentada, bem como os custos envolvidos. O consentimento pode ser implícito ou expresso. O consentimento implícito é normalmente determinado pelas acções do doente, como acontece com o doente que abre a boca para um exame. O consentimento expresso pode ser oral ou escrito. O consentimento informado não é um evento ou um formulário específico, mas sim um diálogo contínuo com os pacientes que começa na primeira visita ao consultório e continua à medida que o tratamento progride.

O consentimento tácito pode ser suficiente se

• o paciente vem voluntariamente ao consultório do dentista e o dentista está a realizar um exame simples ou um procedimento não invasivo que não apresenta qualquer risco de dano para o paciente.

O consentimento expresso deve ser obtido quando:

• é necessário qualquer tratamento que represente um risco potencial para o doente, mesmo que a probabilidade de complicações potenciais seja baixa. Isto inclui qualquer procedimento, desde uma simples obturação até procedimentos mais complexos, como cirurgia oral, extração ou reabilitação protética.

17. Diretrizes para a obtenção do consentimento:[24]

O padrão para a obtenção do consentimento informado costumava ser o que um profissional razoável e prudente revelaria. No início dos anos 80, a norma mudou para uma visão mais centrada no doente. Atualmente, a norma é o que uma pessoa razoável, na posição do paciente, precisaria de saber para tomar uma decisão. Isto torna imperativo que os dentistas conheçam os seus pacientes e adaptem a informação que é fornecida às necessidades de cada paciente. Para que o consentimento seja informado, o dentista deve fornecer ao doente determinadas informações: o diagnóstico ou o problema detectado, as alternativas de tratamento disponíveis (não apenas as que o dentista fornece), os riscos e benefícios de cada tratamento, o custo estimado de cada opção, a natureza e o objetivo do tratamento proposto e as consequências prováveis da não realização do tratamento. O dentista deve certificar-se de que o paciente compreende o que foi explicado e consente com o(s) procedimento(s).

Embora tanto o consentimento oral como o escrito sejam legalmente aceitáveis, o consentimento oral deve ser confirmado por escrito quando os riscos são significativos. Independentemente do facto de o doente consentir por escrito ou oralmente, o dentista deve manter um registo da natureza da conversa, da informação fornecida e da decisão do doente.

Outras informações significativas sobre a autorização

• Se o dentista for da opinião de que um doente é capaz de dar o seu próprio consentimento para o tratamento, então o dentista pode basear-se nesse consentimento. O consentimento para o pagamento do tratamento pode ser uma questão distinta.

• Um tutor legal ou outro prestador de cuidados substituto deve consentir em procedimentos dentários para pacientes incompetentes ou crianças que não sejam capazes de compreender as informações relevantes para tomar uma decisão sobre o tratamento e que não sejam capazes de avaliar as consequências razoavelmente previsíveis de uma decisão ou da falta de uma decisão.

- O consentimento não é necessário em situações de emergência definidas em

a *Lei dos Cuidados de Saúde (Consentimento) e das Instalações de Cuidados (Admissão) de B.C.*, segundo a qual um prestador de cuidados de saúde pode prestar cuidados de saúde a um adulto sem o seu consentimento se

(a) é necessário prestar os cuidados de saúde sem demora, a fim de preservar a vida do adulto, evitar danos físicos ou mentais graves ou aliviar dores intensas;

(b) o adulto está aparentemente sob o efeito de drogas ou álcool ou está inconsciente ou semi-consciente por qualquer motivo ou é, na opinião do prestador de cuidados de saúde, incapaz de dar ou recusar o consentimento;

(c) o adulto não tem um decisor, tutor ou representante substituto que esteja autorizado a consentir nos cuidados de saúde, seja capaz de o fazer e esteja disponível; e

(d) sempre que possível, um segundo prestador de cuidados de saúde confirma o parecer do primeiro prestador de cuidados de saúde sobre a necessidade dos cuidados de saúde e a incapacidade.

18. Registos de tratamento: Notas de progresso clínico[11],[25]

As notas de progresso descrevem o tratamento efectuado ao doente em cada consulta. Devem ser bem organizadas, legíveis (manuscritas, dactilografadas

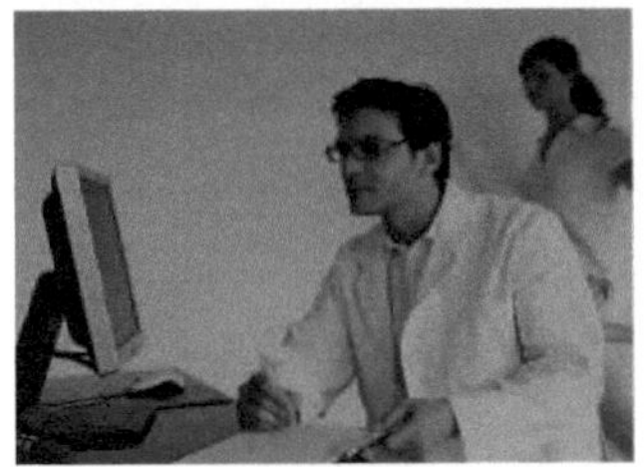

ou um formato eletrónico aceitável), e fornecer uma descrição completa e abrangente dos cuidados contínuos do paciente. Devem também indicar a razão para o tratamento específico, se não for evidente no registo (ou seja, restauração solta ou fracturada) e o dente/dentes ou área da boca a ser tratada. Também é aconselhável anotar no registo do paciente sempre que se tenha discutido com o paciente as possíveis limitações do tratamento. As notas de progresso para cada visita devem fornecer uma descrição concisa e completa de todos os serviços prestados (incluindo qualquer consulta fornecida por telefone) e incluir:

- a data do tratamento;

- a identidade do médico assistente;

- a zona ou o número do dente que está a ser tratado e a identidade do autor;

- testes de diagnóstico;

- o tipo e a quantidade de anestésico local utilizado;

- os materiais utilizados;

- quaisquer outros medicamentos prescritos, dispensados ou administrados, bem como a quantidade e a dose de cada um deles; e

- todas as recomendações, instruções, explicações e conselhos dados ao paciente e qualquer discussão com o paciente sobre possíveis complicações, resultados, prognósticos e requisitos de acompanhamento.

Os dentistas podem confiar no pessoal do consultório para documentar as entradas da sua ficha, mas espera-se que o dentista assine ou rubrique cada entrada depois de a rever quanto à sua exatidão e integridade, de modo a garantir que capta a informação necessária. As entradas efectuadas por ditado devem ser rubricadas tanto pelo dentista como pelo escritor. Qualquer complicação e/ou resultado adverso deve ser bem documentado. A entrada no registo deve indicar especificamente que o doente foi informado do incidente e das opções disponíveis para o resolver. À medida que os cuidados são prestados ao doente, as circunstâncias podem mudar e exigir alterações ao plano de tratamento inicial e/ou recomendado. Tais alterações devem ser claramente documentadas, juntamente com uma anotação de que foram discutidas e aceites ou recusadas pelo doente.

Dicas úteis para entradas de gráficos:

• Ao redigir os registos, adopte um estilo metódico. Por exemplo, os passos individuais de cada serviço podem ser documentados pela ordem em que foram efectuados.

• As abreviaturas e as formas abreviadas são normalmente utilizadas por razões de brevidade. Trata-se de uma prática aceitável, mas devem ser facilmente decifráveis e utilizadas de forma coerente.

19. Documentação de referência:

As anotações de encaminhamento para um especialista, bem como as cópias de quaisquer relatórios/correspondência de e para especialistas devem ser mantidas em arquivo. Um resumo escrito ou eletrónico de quaisquer conversas verbais sobre um paciente com outro dentista, especialista ou outro profissional de saúde também deve ser anotado na ficha. A utilização de procedimentos ou trabalhos subcontratados a um laboratório dentário deve ser registada, com indicação das datas de serviço e da composição dos materiais utilizados, por exemplo, teor de ouro, e o nome do laboratório utilizado, se for caso disso. O consentimento do paciente deve ser obtido antes de as suas condições dentárias e/ou necessidades de tratamento serem discutidas com terceiros. Também é importante registar a recusa do paciente de uma recomendação de encaminhamento.

20. Acompanhamento dos doentes e exames de chamada:

É aconselhável ter um procedimento de notificação sistemático para os cuidados contínuos dos pacientes, especialmente no que diz respeito à conclusão do tratamento, controlos pós-operatórios, acompanhamento do tratamento e resultados. A data de regresso recomendada, se for caso disso, deve ser registada na ficha. Também é aconselhável manter um registo de consultas perdidas ou cancelamentos.Quando os pacientes são vistos para acompanhamento ou reavaliação, as entradas do prontuário devem incluir:

- o tipo de exame efectuado (recolha, urgência, área específica);

- uma anotação de que a história clínica foi revista e/ou actualizada;

- as conclusões do exame; e

- os pormenores de qualquer tratamento adicional recomendado e efectuado.

21. Manutenção de registos electrónicos:20,27,28,29

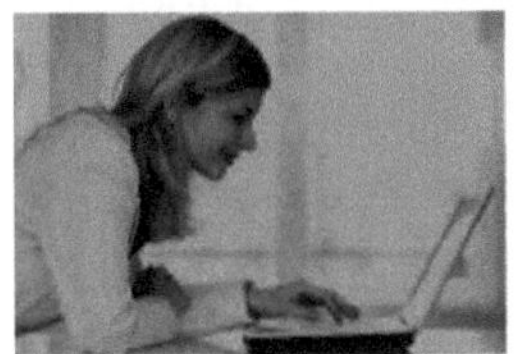

A utilização de registos electrónicos pelos dentistas, incluindo a radiografia digital, cresceu substancialmente em B.C. e a sofisticação do hardware e do software continua a evoluir. Além disso, o público está mais **sensibilizado** e tem maiores expectativas em relação às questões de confidencialidade e exatidão.

É importante notar que os registos electrónicos têm de cumprir todos os requisitos dos registos tradicionais em papel, tal como descrito noutras áreas destas Diretrizes. Os registos ortodônticos - modelos de estudo, radiografias panorâmicas e cefalométricas, fotografias faciais e intra-orais, questionários de saúde e detalhes de exames clínicos - têm sido usados para apresentar os dados necessários para fazer diagnósticos e desenvolver listas de soluções de problemas. No entanto, estes registos podem ser danificados ou perdidos quando são distribuídos aos alunos e têm de ser armazenados e mantidos todos os anos. O armazenamento dos registos em formato digital é uma opção **para** ultrapassar os problemas de manuseamento dos registos em papel. Os registos informáticos dos doentes não são novos; no entanto, evoluíram significativamente nos últimos dez anos devido ao aparecimento da Internet e de tecnologias relacionadas.

Requisitos do sistema de manutenção de registos electrónicos:

Os dentistas podem criar e conservar registos electrónicos, desde que sejam respeitadas determinadas diretrizes. No que diz respeito à exatidão, a caraterística mais importante da manutenção de registos electrónicos é uma pista de auditoria, para que a autenticidade dos registos possa ser verificada por qualquer parte que tenha interesse ou necessidade de o fazer. A pista de auditoria deve seguir todas as alterações que tenham sido feitas aos registos para garantir que essas alterações não comprometeram a integridade do registo:

• tem um nome de utilizador e uma palavra-passe para aceder aos dados, ou fornece de outra forma uma proteção razoável contra o acesso não autorizado, e pode autenticar todas as entradas.

• fornece uma apresentação visual precisa das informações registadas e é capaz de recuperar e imprimir essas informações num período de tempo razoável;

• tem uma pista de auditoria que:

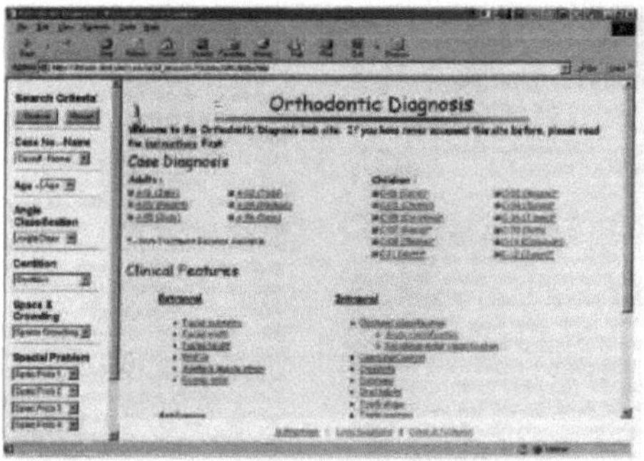

- regista o autor, a hora, a data e a estação de trabalho (para sistemas em rede) de cada entrada para cada doente, no que diz respeito à entrada de dados clínicos ou financeiros, e pode ser impresso separadamente das informações registadas para cada doente;

- preserva o conteúdo original da informação registada (texto, imagem ou gráfico) num formato só de leitura que, quando alterado ou atualizado, regista o autor, a hora, a data e a estação de trabalho (para sistemas em rede) da modificação;

• permite visualizar visualmente os registos clínicos e financeiros de cada doente por nome e é facilmente impresso ou transferido com a inclusão de todas as entradas originais e modificadas, bem como as datas, a ordem de entrada e os autores;

- tem a capacidade de fornecer cópias impressas de boa qualidade dos registos e imagens digitalizadas;

- armazena os dados originais num formato só de leitura a partir do próprio programa dentário, mas protege os ficheiros de dados contra a entrada e a alteração a partir da base de dados;

- efectua cópias de segurança dos ficheiros num suporte amovível que permite a recuperação de dados ou proporciona, por outros meios, uma proteção razoável contra perdas, danos e/ou inacessibilidade da informação dos doentes; e

- assegura que a privacidade da informação pessoal do doente é devidamente salvaguardada, tanto no registo eletrónico como na transferência dos registos do doente. O dentista e/ou os membros da equipa devem ser devidamente treinados e ter competência técnica com o programa informático. Note-se que os modelos de diagnóstico ou de estudo são considerados parte do registo do doente e devem ser mantidos na sua forma original analógica ou digital; as fotografias não são aceitáveis. É prudente incluir no registo do doente uma nota ou notas sobre as disposições financeiras e os acordos feitos com o doente e/ou tutor relativamente à liquidação de contas.

O registo financeiro de cada doente deve incluir

- uma cópia de qualquer acordo escrito com um doente;

- a data e o montante de todas as taxas cobradas;

- a data e o montante de todos os pagamentos efectuados;

- uma listagem discriminada de todas as taxas de laboratório comercial incorridas em

relativamente a serviços de prótese, restauração ou ortodontia; e

- cópias de todos os formulários de pedidos de indemnização dentária relativos ao ano anterior

dois anos. Se o tratamento dentário for prestado a um paciente numa base que não seja a da taxa de serviço, ou se a responsabilidade pelo pagamento for de uma pessoa que não seja o paciente ou o seu tutor, os médicos devem estar cientes dos seguintes requisitos de manutenção de registos. Qualquer acordo deste tipo com um paciente deve:

- ser por escrito;

- ser mantidos como parte do registo do doente;

- identificar a pessoa ou pessoas com direito a serviços dentários ao abrigo da mesma;

- descrever os serviços dentários a que têm direito;

- indicar o período de vigência;

- especificar as obrigações das partes no caso de o médico não poder prestar os serviços abrangidos, incluindo a obrigação de efetuar novos pagamentos e a aplicação dos pagamentos anteriormente efectuados.

22. *Registos comerciais:*

Se os pagamentos dos serviços dentários forem efectuados em nome de um paciente por terceiros, o registo financeiro deve incluir a autorização do paciente, se aplicável, e a identidade e autorização da pessoa ou agência que efectua esse pagamento (Companhia de Seguros XYZ, WorkSafeBC, ICBC, Ministério da Habitação e Desenvolvimento Social). Os dentistas também devem manter registos comerciais da clínica, incluindo os honorários cobrados e recebidos, a programação (incluindo folhas de dias), os serviços laboratoriais e a manutenção do equipamento clínico. Os registos comerciais descrevem as actividades diárias de um consultório e, embora o significado de algumas destas informações possa parecer diminuir após o facto, pode tornar-se muito importante no caso de uma queixa ou de uma ação judicial. Os médicos devem ter conhecimento da legislação provincial e federal que rege os registos comerciais, como a *Lei do Imposto sobre o Rendimento.*

23. Registos de drogas:

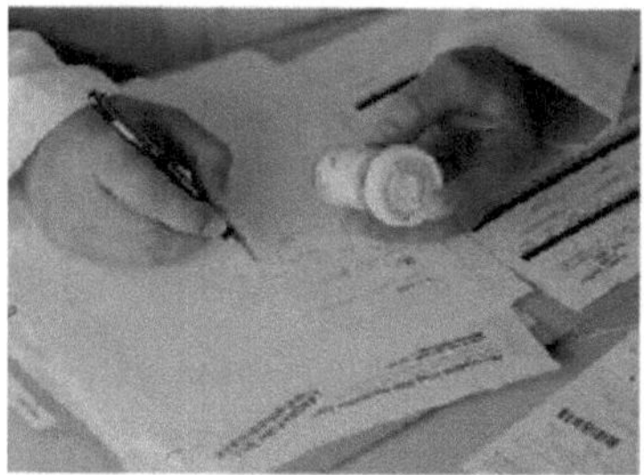

As informações seguintes ou uma cópia da receita médica devem ser incluídas no registo do doente:

- data e método

- nome, dosagem, quantidade e forma do medicamento

- instruções de utilização do medicamento (exceto administração)

- doença a tratar e/ou tratamento dentário efectuado.

Os dentistas devem tomar medidas adequadas para proteger os estupefacientes e os medicamentos controlados na sua posse contra perda ou roubo. Recomenda-se que os estupefacientes e os medicamentos controlados sejam guardados num armário fechado à chave, fora da vista e do alcance dos pacientes ou potenciais pacientes. Os dentistas devem guardar as benzodiazepinas e substâncias específicas num local utilizado para o exercício da sua atividade profissional e numa área desse local a que só tenham acesso funcionários autorizados. Um registo de medicamentos deve registar e contabilizar todos os estupefacientes, medicamentos controlados, benzodiazepinas e substâncias específicas que são mantidos no local. O registo também deve ser mantido numa área segura no escritório, de preferência com os medicamentos.

• Sempre que se utilizem ou dispensem medicamentos das classes acima referidas, deve ser feita uma anotação no registo com o nome do medicamento, o número dispensado, o nome do doente e a data, devendo cada anotação ser rubricada ou atribuída à pessoa que a efectuou. Além disso, esta mesma informação deve ser registada no processo do doente, juntamente com quaisquer instruções dadas.

• Os blocos de receituário nunca devem ser pré-assinados e devem ser mantidos fora do alcance dos doentes, potenciais doentes ou visitantes do consultório.

• Os duplicados dos blocos de receitas devem ser guardados num local seguro e acessível apenas ao dentista. Os medicamentos só podem ser fornecidos ou dispensados a pacientes dentários registados, para condições dentárias a serem tratadas e de acordo com protocolos de dispensa aceites. Não é aceitável que os dentistas ou o seu pessoal tenham acesso a fornecimentos de estupefacientes, medicamentos controlados ou outros medicamentos que normalmente requerem receita médica no consultório, para seu uso pessoal ou dos seus familiares.

24. Propriedade, conservação; Transferência e eliminação de registos dentários:[30]

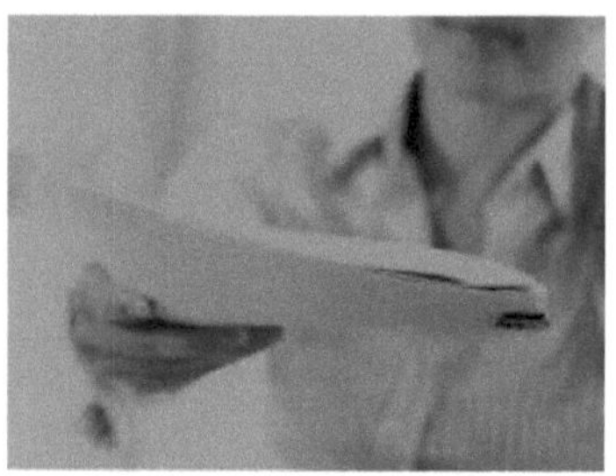

Segundo o direito comum, e na ausência de um acordo **em** contrário, o proprietário de um consultório dentário é dono de todas as fichas dos pacientes. Um dentista que abandone ou venda um consultório deve, idealmente, avisar previamente os pacientes por escrito da mudança. Se o **dentista** que deixa o consultório não o puder fazer, é da responsabilidade do dentista que entra no consultório notificar os pacientes de que está na posse dos seus registos.

Conservação dos registos

A *Lei da Prescrição* estabelece os prazos que as pessoas têm para se processarem umas às outras em tribunal civil. Isto tem implicações no período de tempo que os dentistas devem conservar os registos dos pacientes. Foi introduzida uma nova *Lei da Prescrição* na Colúmbia Britânica, que entrou em vigor a 1 de junho de 2013.

Orientações gerais:

Os dentistas devem agora manter registos completos dos pacientes, como se segue:

• Os registos cuja entrada mais recente tenha sido criada em ou após 1 de junho de 2013 devem ser conservados durante 16 anos a partir da data da última entrada.INa Índia, os registos são conservados durante 7 anos a partir da última data de entrada.

• Os registos cuja entrada mais recente tenha sido criada antes de 1 de junho de 2013 devem ser conservados durante 31 anos (o ULP ao abrigo da antiga *Lei da*

Prescrição, mais um ano para o serviço) a partir da data da última entrada ou até 1 de junho de 2029 (consoante o que ocorrer primeiro).

Para além dos registos clínicos, outros registos que devem ser conservados incluem registos de consultas, receitas de laboratório e facturas. Os modelos de diagnóstico ou de estudo também são considerados parte do registo permanente do doente e devem ser conservados durante o período prescrito. Os modelos de trabalho não têm de ser conservados durante um período de tempo específico. A decisão de conservar os modelos de trabalho deve basear-se na complexidade do caso e é deixada ao critério de cada médico.

Excepções:

As diretrizes acima referidas não se aplicam a menores e a pessoas com deficiência. Nestes casos, os prazos de prescrição só começam a correr quando a pessoa completa 19 anos ou quando a deficiência termina.

- **Menores** Os registos relativos a menores devem ser conservados durante 16 anos após o dia em que o menor atinge a idade de 19 anos.

- **Pessoas com deficiência**

A *Lei da Prescrição* define uma "pessoa com deficiência" como alguém que é incapaz de gerir os seus assuntos ou que está substancialmente impedido de o fazer. Os registos relativos a pessoas com deficiência devem ser conservados durante 16 anos após a receção de uma notificação formal de que a deficiência da pessoa terminou. Em muitos casos, a notificação formal não será efectuada e será difícil ou impossível saber se ou quando a deficiência terminou. Nestes casos, os registos devem ser conservados indefinidamente. Estas informações são fornecidas apenas como um guia geral e não devem ser consideradas como aconselhamento jurídico. Existem excepções adicionais em casos que envolvam fraude, dissimulação, reconhecimento e quando tenha sido entregue uma notificação para prosseguir. Os dentistas que tenham questões específicas sobre a *Lei da Prescrição* devem analisar a legislação e consultar um advogado.

Libertação e transferência de registos:

Os pacientes têm o direito por lei de aceder a uma cópia do seu registo dentário completo e os dentistas são obrigados por lei a fornecer cópias do que o paciente solicitou, incluindo radiografias, modelos de estudo, fotografias e outros itens. Se o paciente mudar de clínica dentária, os registos devem ser transferidos no prazo de 1 a 2 semanas para o novo médico. Se o novo dentista solicitar os registos eletronicamente, estes podem ser fornecidos nesse formato. Na maioria dos casos, o dentista de origem deve manter todos os registos originais em arquivo. O dentista pode cobrar taxas razoáveis pelas despesas associadas à cópia dos registos, desde que o paciente seja previamente informado dessas taxas. As disputas sobre taxas ou outros desacordos entre o paciente e o dentista não são motivo para recusar o acesso ou a transferência dos registos do paciente.

Eliminação dos registos:

No final do período de retenção, os registos devem ser eliminados de forma a proteger a confidencialidade do doente e a manter a segurança física da informação. Os métodos incluem:

• devolução confidencial ao indivíduo ou tratamento dos registos de acordo com as instruções do paciente;

• destruição física controlada, como a trituração ou a incineração; e

• transferência confidencial para outra agência que prestará serviços adequados para destruir a informação.

O processo utilizado para destruir registos electrónicos deve torná-los ilegíveis e eliminar a possibilidade de reconstrução total ou parcial dos registos.

25. Forensic Uses Of Patient Records: [31,32,33]

A medicina dentária forense é a sobreposição das profissões dentária e jurídica. O elemento mais comum da medicina dentária forense que um médico de clínica geral pode encontrar é o fornecimento de registos antemortem (antes da morte) para ajudar na identificação pessoal. Os dentistas forenses são frequentemente chamados a identificar os restos mortais de indivíduos que não podem ser identificados visualmente. Isto inclui um grande número de situações, tais como restos mortais queimados, grosseiramente decompostos ou mutilados. A identificação é normalmente efectuada através da comparação de registos antemortem (antes da morte) e postmortem (após a morte).

A identificação dos indivíduos falecidos é um elemento essencial no processo de certificação de óbitos e é uma componente crucial na investigação de homicídios ou outras mortes suspeitas. É vital que a identificação seja rápida e exacta, tanto para as autoridades responsáveis pela aplicação da lei como para os familiares. Até que a identificação possa ser confirmada, as propriedades não podem ser liquidadas, as prestações por morte não podem ser pagas e os cônjuges sobrevivos não podem voltar a casar. Talvez o mais importante seja o facto de a identificação dos mortos ser uma componente essencial do processo de luto e uma parte necessária da dignidade humana numa sociedade civilizada.

Normalmente, os agentes da polícia responsáveis pelo caso pedirão ao dentista que forneça informações sobre os registos dentários. É preciso lembrar que os agentes da polícia não têm o direito legal de inspecionar ou retirar os registos de um paciente sem o seu consentimento. No entanto, a lei permite circunstâncias especiais e é razoável entregar o registo de uma pessoa se isso permitir a sua identificação ou exclusão. O consentimento do familiar mais próximo ou do testamenteiro também pode ser solicitado, se necessário.

A disponibilidade de notas contemporâneas e claras é essencial na identificação dentária forense. Se as notas estiverem incorretamente datadas, isso pode complicar e mesmo anular uma identificação positiva. É nestas situações que os erros assinalados por Borrman e outros podem causar erros cruciais. Quando é recebido um pedido de registos, todo o registo é útil, incluindo elementos como receitas de laboratório e modelos de estudo. Muitos casos documentados utilizaram o padrão único das rugas palatinas registado num modelo de estudo ortodôntico para identificar indivíduos jovens sem restaurações dentárias.

A polícia pode requerer o acesso ao registo de um indivíduo para outro assunto criminal. Pode, por exemplo, querer ver uma agenda para estabelecer um álibi ou uma linha de tempo. Nestas circunstâncias, é necessário um mandado se o doente não tiver concordado com a divulgação, uma vez que se pode argumentar que a divulgação de notas neste caso não é do interesse do doente. Em caso de dúvida, contacte sempre o seu consultor jurídico.

A política da Associação Dentária Americana **Radiografias dentárias para vítimas**

Identificação (2003:363) dá orientações relativamente aos dentistas que disponibilizam registos originais a investigadores autorizados que tentam identificar uma vítima de desastre:

Resolve-se que a ADA promova ativamente junto dos dentistas a importância de fornecer, conforme permitido pela lei estatal, radiografias e registos originais de pacientes que sejam solicitados por uma entidade legalmente autorizada para identificação da vítima, que serão devolvidos ao dentista quando já não forem necessários, e que

Resolveu-se que os dentistas devem conservar cópias destes registos, tal como exigido por lei.

A Política da ADA para **Esforços de Identificação Dentária** (1985:588) encoraja as sociedades dentárias e outros a ajudarem nas investigações forenses. A política declara: **Resolvido**, que a ADA encoraja as sociedades dentárias, organizações dentárias relacionadas e os membros a participarem em esforços concebidos para ajudar a identificar indivíduos desaparecidos e/ou falecidos através de registos dentários e outros mecanismos apropriados.

26. Fotografia ortodôntica: 34ʌ44

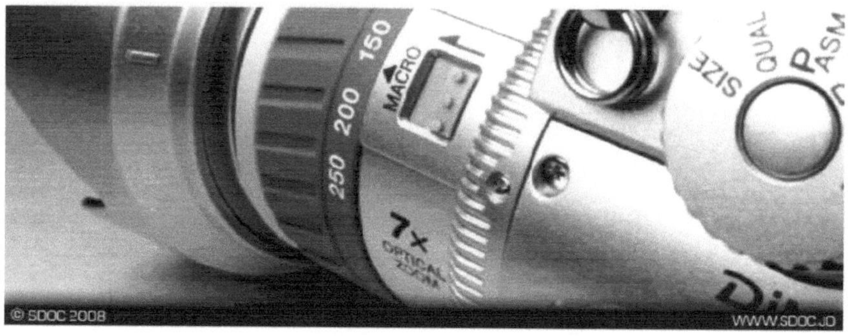

Introdução:

Porquê fazer registos fotográficos ortodônticos?

O registo ortodôntico de base é constituído por três tipos principais de registos:

1. **Modelos de estudo**; moldes dentários em gesso, devidamente aparados.

2. **Radiografias**; normalmente uma vista panorâmica (OPG) e uma vista cefalométrica lateral.

3. **Fotografias clínicas.**

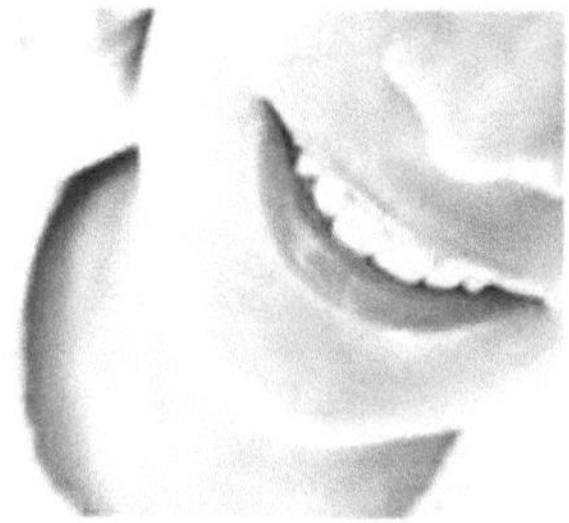

Cada um destes tipos de registos fornece determinadas informações de diagnóstico ao ortodontista para o ajudar a diagnosticar e a determinar o melhor plano de tratamento possível para cada caso particular. Durante muito tempo, a ênfase foi colocada na obtenção dos dois **primeiros** (modelos de estudo e radiografias), enquanto o terceiro (fotografias clínicas) era frequentemente visto como um luxo; um desperdício desnecessário do tempo do clínico, por muitos ortodontistas!

As vantagens de tirar fotografias clínicas

Os tempos certamente mudaram. Agora, com uma ênfase cada vez maior da comunidade ortodôntica na obtenção de uma harmonia facial equilibrada e na estética do sorriso dos nossos pacientes, para além dos objectivos ortodônticos tradicionais de uma dentição bem alinhada e funcional, a necessidade de registos fotográficos clínicos adequados do paciente ortodôntico tornou-se mais óbvia e essencial para um planeamento e acompanhamento adequados do tratamento. As fotografias clínicas permitem ao ortodontista estudar cuidadosamente os padrões dos tecidos moles do paciente durante a fase de planeamento do tratamento. Podemos avaliar **a morfologia** e tonicidade dos lábios, o arco do sorriso e a estética do sorriso de vários ângulos. Também podemos avaliar o grau de exposição incisal ao sorrir.

Assim, permitem-nos estudar o paciente num ambiente dito "social", e tudo isto sem que o paciente esteja presente. Estas informações ajudam muito o ortodontista a formular o melhor plano de tratamento possível **para** cada paciente e a monitorizar os acompanhamentos subsequentes.

Obviamente, sempre houve a necessidade de registos fotográficos para fins de investigação e publicação, bem como para apresentações em conferências e ensino. Além disso, nunca é demais sublinhar a importância crescente da necessidade de tais registos por razões médico-legais.

Porquê entrar no mundo digital?

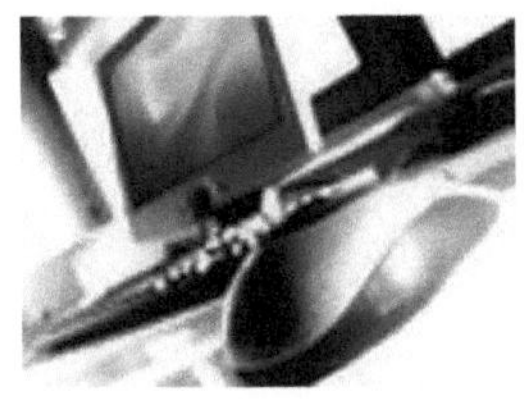

Optar por uma câmara digital é a escolha óbvia nesta era digital. Uma das principais razões é a facilidade de utilização destas câmaras, juntamente com a capacidade de repetir/eliminar imagens inadequadas no local. Não é necessário esperar que o filme seja revelado para verificar as fotografias. Qualquer problema pode ser facilmente rectificado de imediato. Outra vantagem importante é a questão do "custo de funcionamento". As câmaras digitais são económicas; não é necessário comprar película, não há mais custos de revelação e aborrecimentos e não há mais preocupações sobre onde guardar todos os diapositivos e fotografias "físicas" dos seus doentes. Tudo o que precisa é de um investimento único numa configuração de câmara digital adequada, um cartão de memória generoso e um computador e disco rígido de tamanho razoável.

A última vantagem a mencionar é a capacidade de melhorar ou "pós-processar" as suas imagens. Mesmo que algumas imagens ainda não estejam corretamente alinhadas, rodadas ou que a cor, o brilho ou a saturação, etc., não estejam de acordo com as normas, é muito fácil ajustá-las utilizando um software de edição de imagens adequado no seu computador, antes de guardar as imagens no formato de ficheiro. não estejam de acordo com as normas, é muito fácil ajustá-las utilizando um software de edição de imagens adequado no seu computador, antes de guardar as imagens no ficheiro do doente.

Termos básicos:

Resolução:

A resolução descreve a quantidade de pormenores que uma imagem pode conter. A resolução de uma imagem é determinada pela contagem de píxeis da imagem e pela profundidade de bits de cada píxel. Um pixel é o elemento mais pequeno discernível numa imagem. Cada pixel apresenta uma cor. A gama de cores e brilho de um pixel é determinada pela sua profundidade de bits. Os pixels são agrupados para criar a ilusão de uma imagem. À medida que o número de pixels aumenta, o detalhe da imagem torna-se mais nítido.

A resolução de uma câmara é calculada pelo número de megapixéis (milhões de pixels) que o seu sensor de imagem digital é capaz de captar. A resolução de um ecrã é expressa em pixels por polegada (ppi) ou como uma dimensão máxima, como 1920 x 1280 pixels. A resolução máxima de uma impressora é expressa em pontos por polegada [dpi], o número de **pontos** que pode colocar numa polegada quadrada de papel. O número de megapixels que uma câmara é capaz de captar pode ser utilizado para determinar aproximadamente a maior impressão de alta qualidade que a câmara é capaz de produzir

Adapted From: "Aperture: Photography Fundamentals"; Apple Inc.

Megapixels	Print dimensions at 200 dpi	Approximate uncompressed file size
1	4" x 3"	1 MB
1	4" x 3.5"	2 MB
2	6" x 4"	3 MB
2.5	10" x 6"	7 MB
4	12" x 8"	12 MB
5	14" x 9"	15 MB
7	16" x 11"	21 MB

A resolução mínima da câmara adequada para fins ortodônticos seria de cerca de 3-4 Megapixels. Embora uma resolução mais elevada seja uma vantagem adicional, acaba por resultar em ficheiros de maiores dimensões e, por conseguinte, requer discos rígidos de maior capacidade para armazenamento.

Distância focal:

Um atributo importante de uma lente, para além da sua qualidade, é a sua distância focal. A distância focal é tecnicamente definida como a distância entre a parte do percurso ótico onde os raios de luz convergem e o ponto onde os raios de luz que passam pela lente são focados no plano de imagem - ou no sensor de imagem digital.

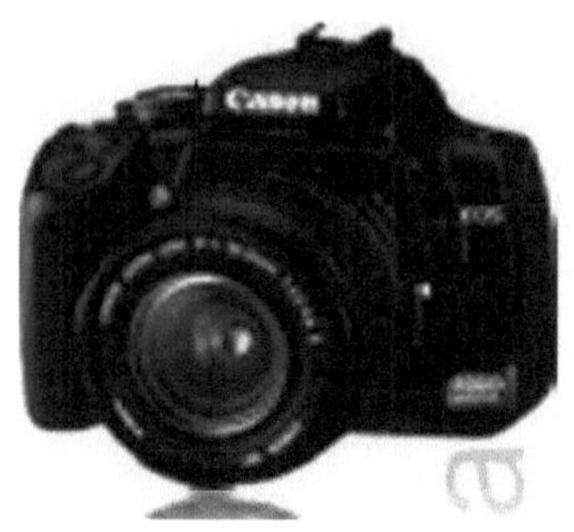

Esta distância é normalmente medida em milímetros. De um ponto de vista prático, a distância focal pode ser considerada como a quantidade de ampliação da lente. Quanto maior for a distância focal, mais a objetiva amplia a cena. Para além da ampliação, a distância focal determina a perspetiva e a compressão da cena.

Velocidade do obturador:

A velocidade do obturador refere-se ao período de tempo em que o obturador está aberto ou o sensor de imagem digital é ativado. A exposição da imagem é determinada pela combinação da velocidade do obturador e a abertura da abertura. As velocidades de obturação são apresentadas como fracções de segundo, tais como 1/8 ou 1/250. Os incrementos de velocidade de obturação são semelhantes aos ajustes de abertura, uma vez que cada ajuste incremental reduz para metade ou duplica o tempo do anterior. Por exemplo, **1/60** de um segundo é metade do tempo de exposição de 1/30 de um segundo, mas cerca de duas vezes mais do que 1/125 de um segundo.

Função Macro / Lente:

A macrofotografia refere-se à fotografia *de grande plano*; a definição clássica de que a imagem projectada no "plano da película" (ou seja, película ou sensor digital) tem o mesmo tamanho que o objeto. A maioria das câmaras digitais Point & Shoot tem uma função Macro incorporada que é razoável para fins de fotografia dentária. No entanto, uma lente Macro dedicada ligada a uma câmara DSLR proporciona fotografias de grande plano ainda melhores, normalmente com maior definição e melhor focagem.

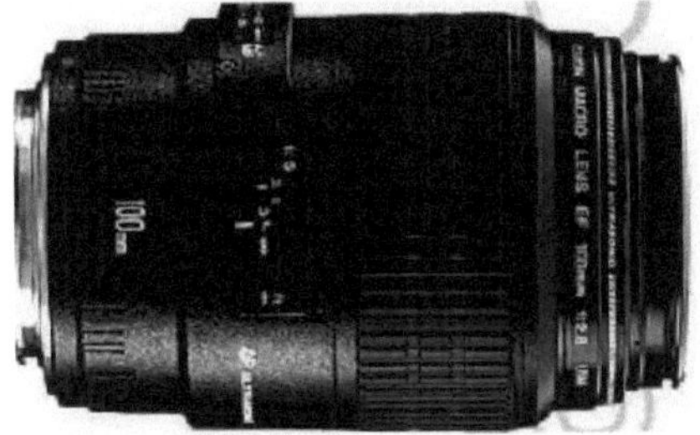

Requisitos clínicos para registos fotográficos:

Configuração da câmara digital / Flash de anel / Lente macro:

Existem dois tipos de câmaras digitais disponíveis: a câmara digital "Point & **Shoot**" e as câmaras DSLR (Digital Single Lens Reflex). As DSLR são as que os fotógrafos profissionais utilizam atualmente, uma vez que permitem a máxima flexibilidade e personalização para obter a melhor qualidade possível de imagens digitais. Existem muitas câmaras de ambos os espectros que são adequadas para fins de **registo** ortodôntico dentário, no entanto, esta secção irá centrar-se nos dois requisitos gerais mais importantes para qualquer câmara escolhida, nomeadamente o flash de anel e a lente macro.

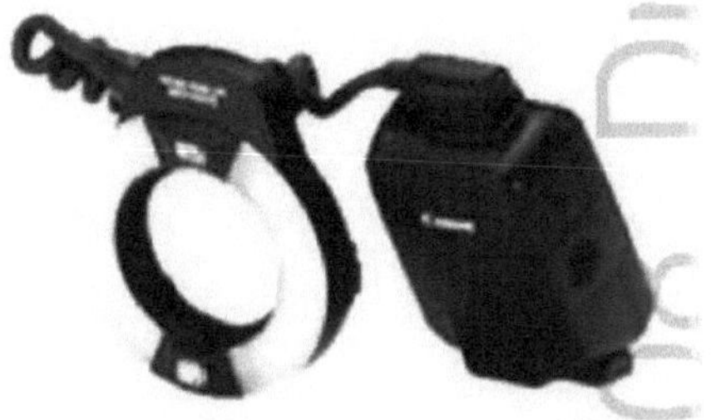

Ponto de inflamação Ring Flash Rs Flash:

O Point Flash pode, por vezes, produzir uma distribuição de luz bastante boa quando utilizado para fotografias clínicas.

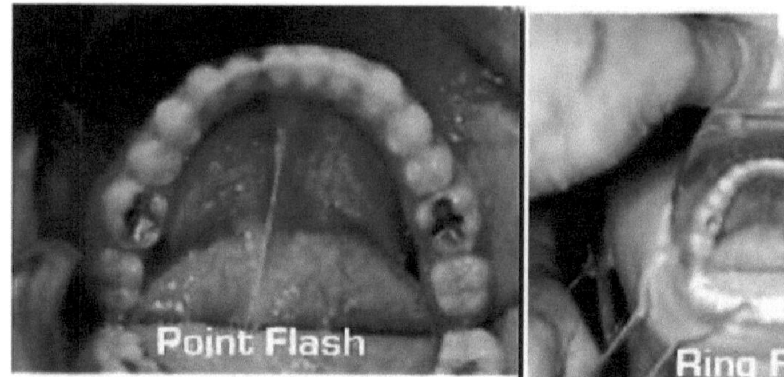

podem também obstruir pormenores importantes. Estes pormenores são muitas vezes irreparáveis utilizando software de edição de imagem e prejudicam a qualidade final da imagem e, possivelmente, a informação obtida a partir dela.

Em contrapartida, o Flash anelar elimina essas sombras, **permitindo** uma distribuição mais uniforme e completa da luz durante as fotografias extra e intra-orais, melhorando assim a qualidade da imagem.

Recomenda-se vivamente a utilização de um Flash de anel para fotografia ortodôntica.

Lente Macro Rs Função Macro:

Muitas câmaras digitais "Point & Shoot" têm uma função Macro; uma função que permite tirar fotografias de grande plano de objectos com boa focagem e profundidade de campo.

No entanto, isto não é totalmente satisfatório para obter sempre resultados óptimos e **consistentes**. Uma lente macro dedicada que pode ser ligada à câmara e ajustada

conforme necessário é de longe a melhor escolha.

Com base nos pontos anteriores, as câmaras DSLR são altamente recomendadas para a realização de registos fotográficos ortodônticos. O elevado nível de personalização profissional e a vasta gama de definições possíveis permitem obter as melhores fotografias possíveis, com aspeto profissional e de alta qualidade.

Os afastadores de bochechas recomendados para obter os melhores resultados em fotografia clínica são os **afastadores de duas extremidades.**

Existem dois conjuntos de retractores de extremidade dupla; um conjunto com um tamanho Regular e um tamanho Pequeno em cada extremidade **(conjunto Pequeno)**. Estes são utilizados principalmente para fotografias oclusais intra-orais (fotografias de espelho). O outro conjunto tem uma extremidade estreita e uma extremidade larga na outra **(conjunto grande)**. Estes são utilizados para fotografias intra-orais frontais e

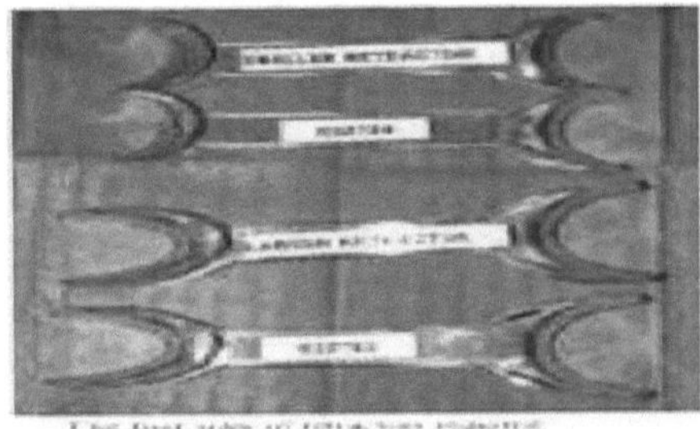

fotos bucais. Embora existam outros tipos de retractores no mercado, é aceite pela maioria que esta seleção apresenta o conjunto mais ideal para ser utilizado em fotografia clínica, uma vez que facilita muito a obtenção de quase todos os tipos de fotografias intra-orais com clareza e com o maior campo possível

de visão. Os retractores de colagem ortodôntica de peça única mais pequenos geralmente NÃO são uma boa escolha para fins ortodônticos, especialmente para tiros vestibulares e oclusais, uma vez que o seu potencial de retração é muito limitado e pode muitas vezes revelar-se uma "experiência dolorosa" para o paciente.

Recomenda-se a compra de uma marca de boa qualidade destes afastadores recomendados para garantir a sua durabilidade e fiabilidade, com procedimentos de desinfeção recorrentes.

Espelhos para fotografia dentária:

Têm sido utilizados muitos tipos de espelhos para fotografia clínica, desde espelhos com prata frontal a espelhos de aço inoxidável altamente polido. **Os espelhos com prata frontal** parecem oferecer a melhor qualidade de imagem e distribuição de luz em relação a outros tipos de espelhos. Com espelhos prateados à frente, não ocorre qualquer imagem "fantasma" ou dupla camada. Em contraste, com vidro ou espelhos prateados com revestimento traseiro, a imagem fantasma pode afetar gravemente a qualidade da imagem, resultando em "Haziness" ou uma "Double-Image". Além disso, a reflexão da luz não é igual à dos espelhos prateados frontais, levando a uma imagem "dimmed", escurecida como resultado final. Além disso, é preferível utilizar **espelhos de "cabo longo"**, uma vez que permitem um melhor controlo e manuseamento por parte do médico durante as tomadas oclusais. É possível encontrar diferentes tamanhos para uso com diferentes pacientes, dependendo da idade e do tamanho da abertura da boca, mas, em geral, os espelhos de tamanho **"Médio"** seriam adequados para uso com a maioria dos pacientes.

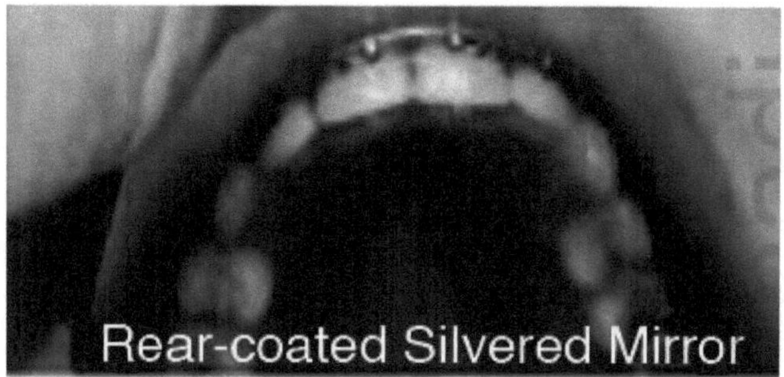

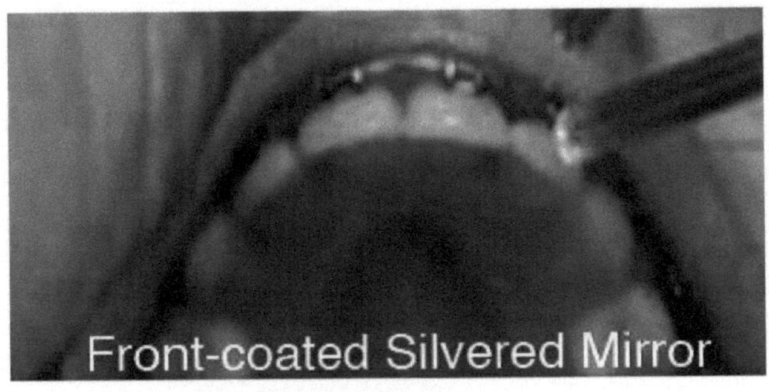

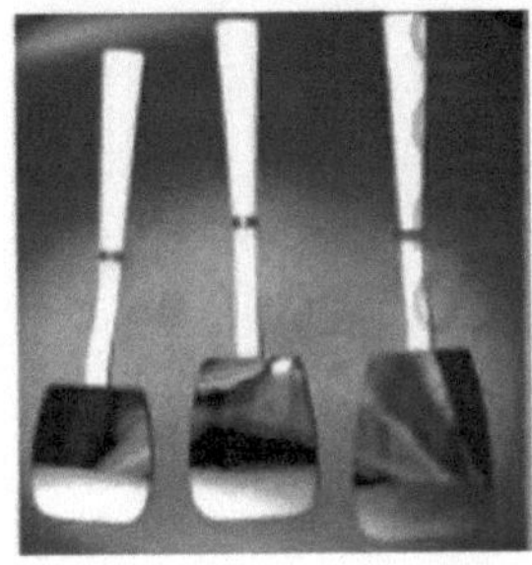

Os espelhos sem pegas podem ser utilizados com êxito, mas são mais difíceis de manusear, especialmente quando se faz "malabarismo" com uma câmara digital "cara" com a outra mão.

Tirar fotografias clínicas:

Quantas fotografias são necessárias?

Diferentes médicos tiram diferentes números de fotografias clínicas, dependendo da pessoa com quem se fala! Não existe um conjunto "padrão" que seja universalmente aprovado como regra geral. No entanto, pode ser geralmente aceite - com base nas opiniões de muitas autoridades neste campo - que um **"Conjunto Fotográfico Clínico"** completo para qualquer paciente ortodôntico, em qualquer fase do tratamento, que permita ao clínico obter o máximo benefício e informação, deve incluir **um mínimo de NOVE fotografias; QUATRO extra-orais e CINCO intra-orais.**

As fotografias clínicas **extra-orais** são as fotografias mais fáceis de tirar. Requerem apenas o posicionamento correto do paciente e do médico, para além, claro, da própria configuração da câmara digital. As fotografias **intra-orais** requerem - para além da configuração da câmara - os retractores de bochecha adequados, espelhos de fotografia dentária, bem como um assistente bem treinado, se possível. Os passos clínicos para tirar corretamente cada fotografia são explicados mais adiante. *Fotografias extra-orais:*

As fotografias extra-orais consistem nas quatro fotografias seguintes:

1. **Face-Frontal (lábios relaxados).**

2. **Face-Frontal (Sorrindo).**

3. **Perfil (de preferência do lado direito - lábios relaxados).**

4. **(45º) Perfil (também conhecido por Perfil 3/4 - Sorridente).**

Estas quatro fotografias fornecem ao médico o máximo de informação possível sobre as caraterísticas faciais e dos tecidos moles do paciente, as proporções e a estética do sorriso.

Rosto - Frontal (Lábios relaxados):

A primeira fotografia extra-oral a ser tirada, esta fotografia é provavelmente a mais fácil. Em primeiro lugar, o **enquadramento** da fotografia deve abranger todo o rosto e pescoço do doente, com uma margem razoável de espaço à volta.

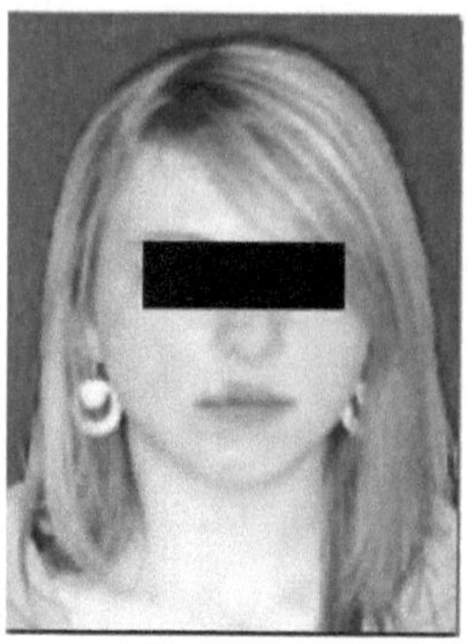

Isto é assegurado segurando a lente da câmara na posição vertical e mantendo-se a uma distância razoável do doente quando se tira a fotografia. Devem também ser tidas em conta as seguintes diretrizes gerais:

A. O doente deve estar de pé com a cabeça na **Posição Natural da Cabeça**, com os olhos a olhar diretamente para a lente da câmara.

B. O doente deve manter os dentes e o maxilar numa posição relaxada **(Repouso)**, com os lábios em contacto (se possível) e numa posição relaxada.

C. Certificar-se de que a cabeça do doente não está inclinada nem o seu rosto rodado para qualquer um dos lados; a fotografia deve ser tirada a **90º em relação à linha média facial,** a partir da frente.

D. É muito importante assegurar que a **linha interpupilar** do doente **está nivelada**.

Recomenda-se que o doente se coloque em frente a uma parede ou fundo liso, escuro ou branco quando tirar todas as fotografias extra-orais.

O objetivo é garantir a máxima nitidez dos traços e contornos faciais sem a presença de objectos perturbadores no fundo.

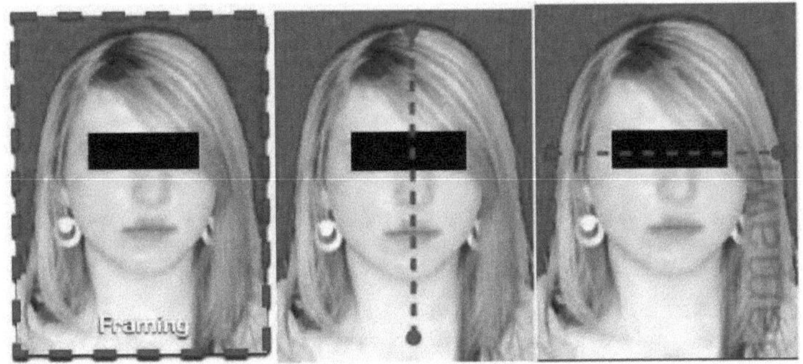

Rosto - Frontal (a sorrir):

Aplicam-se aqui as mesmas diretrizes que para a fotografia frontal do rosto, com a simples mas importante exceção de que o paciente deve estar a sorrir de uma forma natural, com os dentes visíveis. Esta fotografia ajuda muito a visualizar a estética do sorriso do paciente e as proporções dos tecidos moles durante o sorriso.

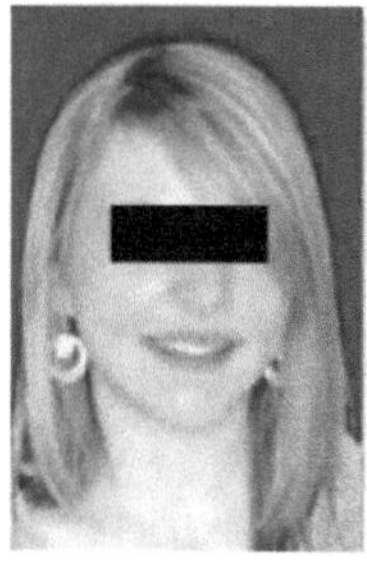

Perfil [Lado direito - Lábios relaxados]:

A foto de perfil tem um alto valor diagnóstico para o ortodontista. Depois de tirar as fotos da face frontal, pede-se ao paciente que se vire corporalmente para a esquerda, ficando assim com o lado direito do perfil virado para o clínico.

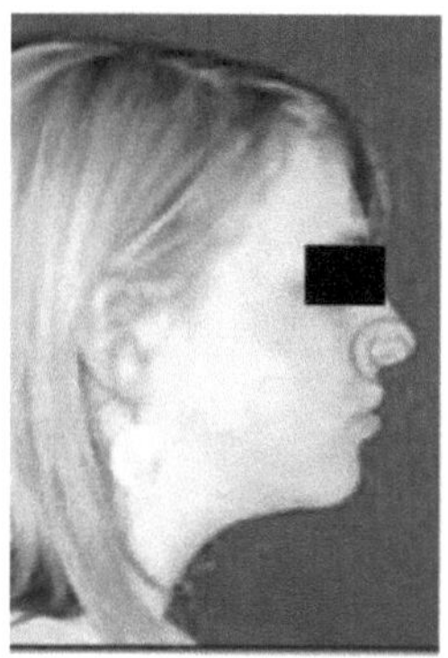

A cabeça deve estar na Posição Natural da Cabeça, com os olhos fixos horizontalmente (de preferência num ponto específico ao nível dos olhos, ou no reflexo das suas próprias pupilas num espelho). A postura incorrecta da cabeça pode resultar em confusão relativamente ao padrão esquelético real do doente. Idealmente, todo o lado direito do rosto deve ser claramente visível, sem obstruções como cabelos, chapéus ou lenços.

Para obter a fotografia mais útil e profissional possível, a utilização do Flash circular é essencial. Tal como explicado anteriormente, o Flash circular eliminará qualquer sombra do contorno do perfil do doente no fundo, o que pode comprometer consideravelmente a qualidade da fotografia.

Perfil de 45° (Perfil 3/4) - Sorridente:

A última fotografia extra-oral a ser tirada, esta fotografia transmite o paciente como se estivesse em "interação social" e pode dar informações valiosas sobre as alterações estéticas do sorriso antes e depois do tratamento.

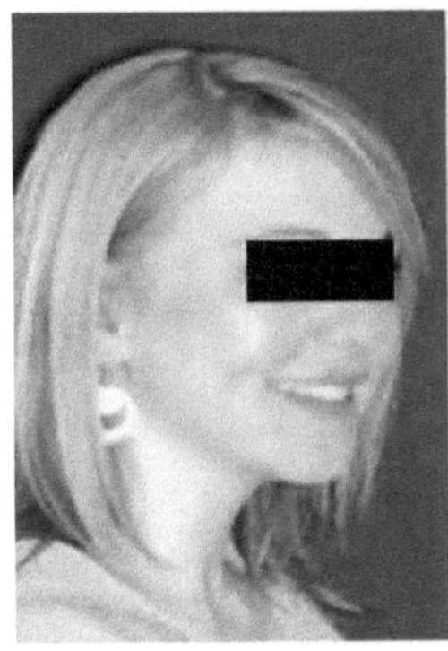

A partir da posição de fotografia de perfil, pede-se ao paciente que **vire** a cabeça ligeiramente para a direita (cerca de 3/4 do caminho - daí o nome), mantendo o corpo imóvel na posição anterior de "fotografia de perfil", ou seja, virado para a frente. Em seguida, o paciente é instruído a olhar para a câmara, principalmente **virando** os olhos mais para a direita, de modo a encontrar a lente, e depois sorrir. É essencial que os dentes do doente apareçam claramente quando sorri, caso contrário a fotografia terá um benefício mínimo.

Notas sobre as fotografias extra-orais:

• O fundo utilizado para tirar as fotografias deve ser um fundo branco sólido (ou uma caixa de luz retroiluminada) ou uma cor sólida escura, como o azul-escuro. Deve evitar-se tirar fotografias extra-orais com o doente sentado na **cadeira** dentária ou com vários objectos no fundo.

• O posicionamento do médico para estas fotografias seria o de estar a alguns metros de distância do doente, e ao mesmo nível dos olhos, se possível. Os doentes mais jovens e mais baixos podem apoiar-se num suporte especial para atingirem uma altura adequada, se necessário.

• Todas as fotografias extra-orais requerem que o valor de abertura (valor F) seja definido para um mínimo, por exemplo, F8 é normalmente uma definição adequada.

Fotografias intra-orais:

As fotografias intra-orais requerem mais atenção aos detalhes para produzir bons resultados. Para estas fotografias, será necessária a utilização de retractores especiais para as bochechas e espelhos dentários, para além da ajuda de um assistente dentário.

São necessárias cinco fotografias intra-orais:

1. **Frontal - em oclusão**

2. **Bucal direito - em oclusão**

3. **Bucal esquerdo - em oclusão**

4. **Oclusal superior**

5. **Oclusal inferior**

As duas últimas fotografias são também chamadas fotografias "espelho", uma vez que requerem a utilização de espelhos dentários.

Frontal - em Oclusão:

Com o doente sentado confortavelmente na cadeira de dentista e elevado ao nível do cotovelo do médico, o assistente coloca-se atrás do doente e utiliza o primeiro conjunto maior de retractores a partir das extremidades largas para retrair os lábios do doente para o lado e para longe dos dentes e gengivas, em direção ao médico. Isto é importante para permitir a visualização máxima de todos os dentes e rebordos alveolares na fotografia, e também para minimizar qualquer desconforto para o doente devido ao impacto dos bordos do retractor na gengiva.

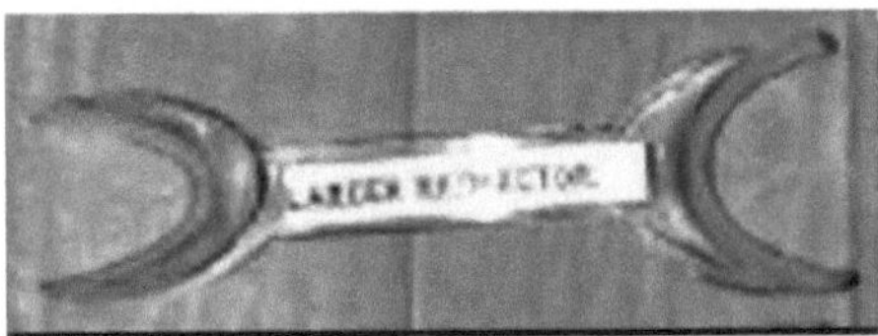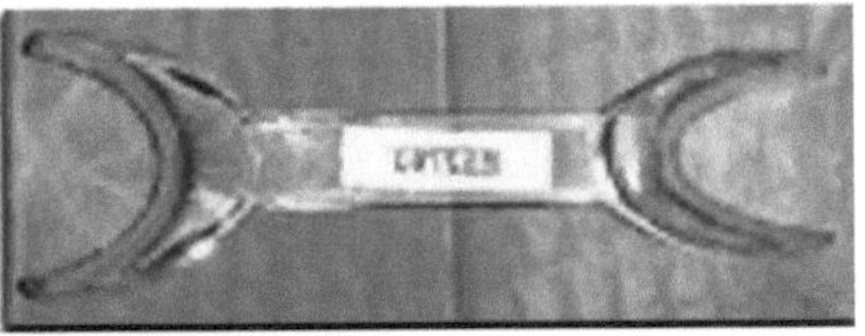

A fotografia deve ser tirada a 90º em relação à linha média facial, utilizando como guia o acessório frénico superior. As linhas médias dentárias não são tão fiáveis para este fim, uma vez que podem ser deslocadas para um lado ou para o outro, dependendo da má oclusão presente.

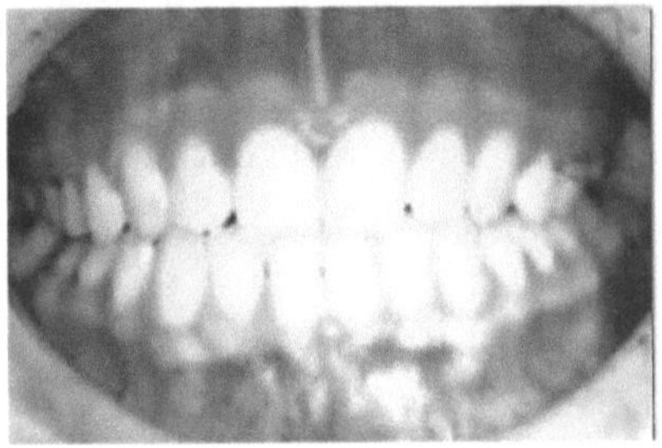

A extensão total dos sulcos é fundamental para uma visualização e nitidez totais, e a *definição de um valor F elevado*, por exemplo, F32, é necessária para obter *a profundidade de campo máxima* da fotografia, com os últimos molares visíveis totalmente focados. O Ring-Flash ajudará muito na produção de uma fotografia de qualidade, assegurando a melhor distribuição de luz possível da imagem sem sombras, especialmente das partes mais profundas da cavidade oral e dos vestíbulos bucais.

Bucal direito - em oclusão:

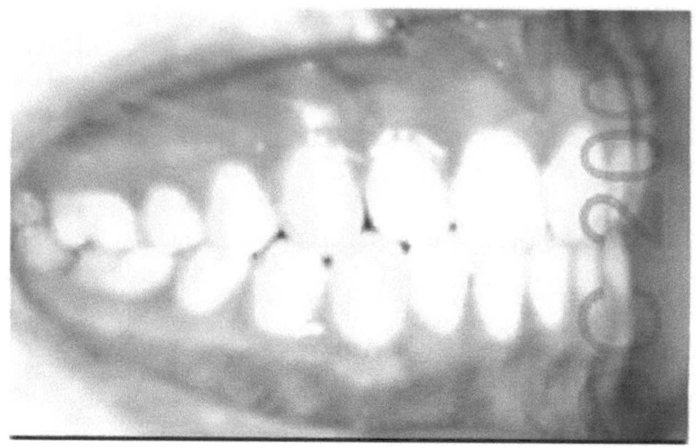

Normalmente é a segunda fotografia da série. O assistente vira o retractor direito para o lado mais estreito, enquanto o retractor esquerdo permanece no lugar como na tomada frontal anterior. Pede-se ao doente que vire ligeiramente a cabeça para a esquerda, de modo a que o seu lado direito fique virado para o médico. Aqui, o médico segura o retractor direito

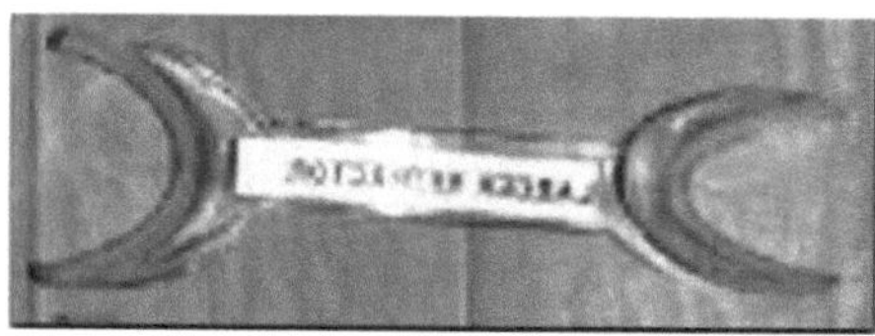 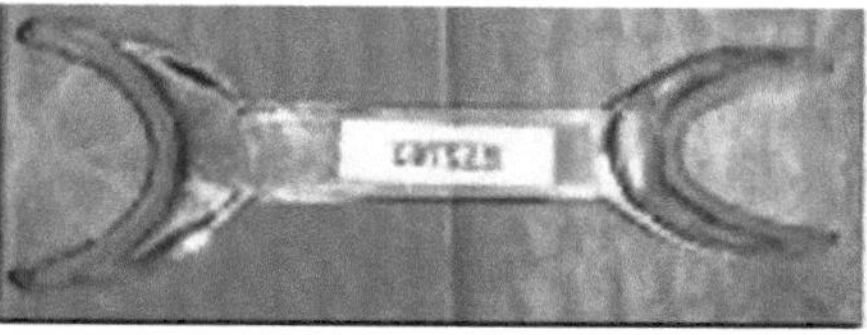

O assistente segura o afastador esquerdo, sem esticá-lo indevidamente. Novamente, a foto é tirada a 90° da área canino-premolar para melhor visualização da relação do segmento vestibular, pois isso é muito importante na avaliação ortodôntica. Uma dica útil seria o **clínico** esticar totalmente o afastador direito, *imediatamente antes de* tirar a foto, para minimizar qualquer desconforto para o paciente e conseguir a máxima visibilidade do último molar.

Bucal esquerdo - em oclusão:

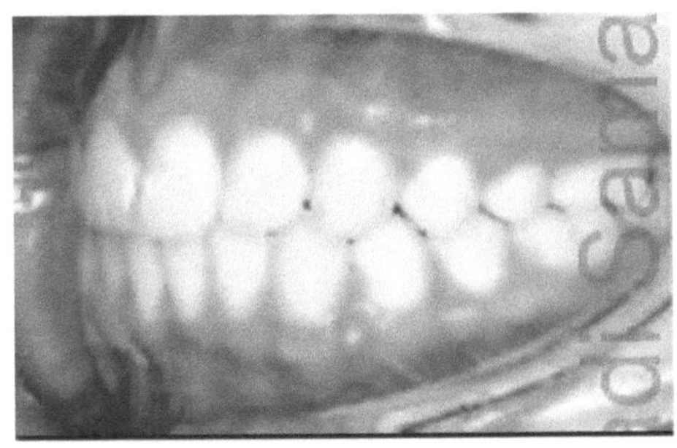

A terceira foto da série, é muito semelhante à foto bucal direita. O assistente troca agora os retractores com a extremidade estreita no lado da fotografia (esquerda do doente) e a extremidade larga no outro lado (direita do doente). Mais uma vez, a fotografia é tirada a 90º da área canino-premolar e, para garantir isto, o médico deve mover o seu corpo ligeiramente para a direita **enquanto** segura o retractor do lado da fotografia, enquanto o doente vira ligeiramente a cabeça para a direita.

Oclusal superior - Espelho:

Aqui, os espelhos dentários entram em ação. O assistente muda agora para o conjunto de retractores *mais pequenos* e, com a boca do doente aberta, os retractores são inseridos em forma de "V" para retrair os lábios superiores *para o lado e para longe* dos dentes. O médico insere o espelho com a sua extremidade mais larga para dentro, para captar a largura máxima da arcada posterior, e puxa-o ligeiramente para baixo, de modo a que toda a arcada superior fique visível até ao último molar presente. O doente pode ser instruído a baixar ligeiramente a cabeça para que a fotografia possa ser tirada a 90o em relação ao plano do espelho para melhor visibilidade. Recomenda-se que a rafe palatina média seja utilizada como guia para **a** orientação da fotografia, de modo a ficar nivelada. Recomenda-se que o retractor apareça o mínimo possível na imagem e que não sejam visíveis quaisquer dedos em qualquer altura.

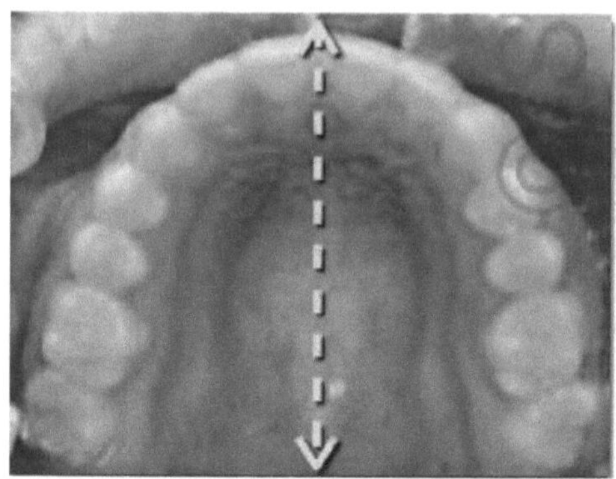

Oclusal inferior - Espelho:

A fotografia final da série. O assistente baixaria agora os retractores mais pequenos em forma de *"V" invertido* para retrair os lábios inferiores lateralmente e para longe dos dentes. O **clínico** levanta agora o espelho para **cima**, para poder visualizar o reflexo da arcada inferior, enquanto se pede ao paciente para *"levantar ligeiramente o queixo".*

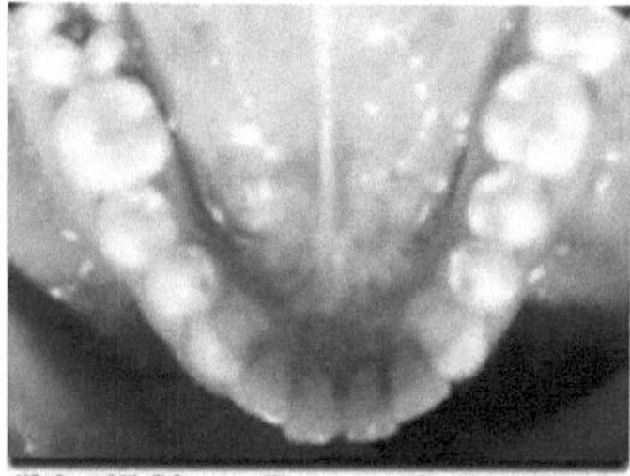

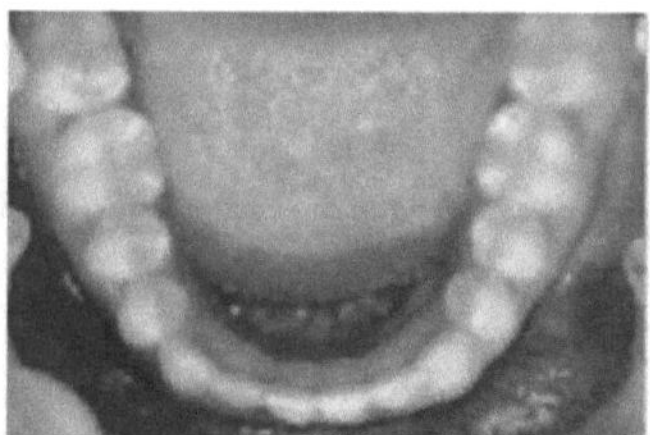

Idealmente, a fotografia deve ser tirada a 90° do plano do espelho, com o último molar presente visível. Uma questão importante aqui seria a posição da língua do paciente enquanto tira a fotografia. É melhor pedir ao doente para "enrolar" a língua para trás *do espelho*, de modo a não interferir com **a** visibilidade de qualquer dente, particularmente na área posterior.

As imagens que se seguem revelam de forma mais visual alguns aspectos importantes do posicionamento do Clínico/Assistente, bem como a técnica de retração durante a realização do registo fotográfico.

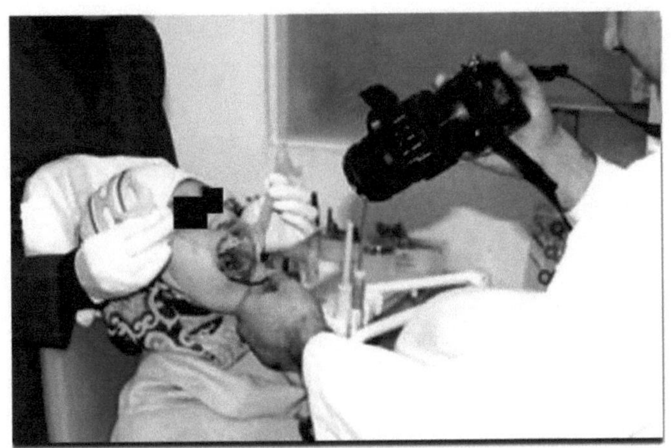

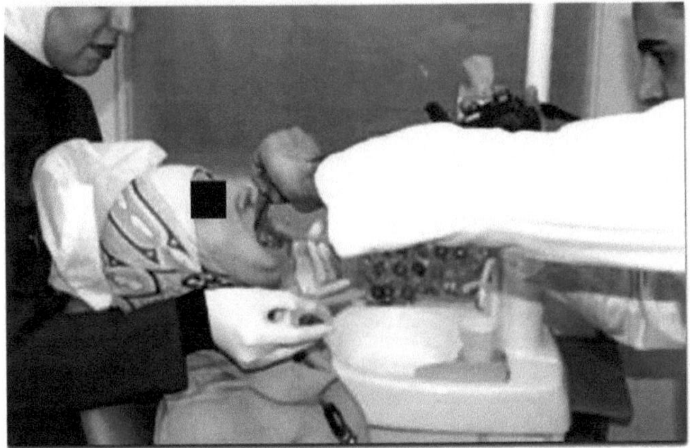

Upper and lower occlusal shot

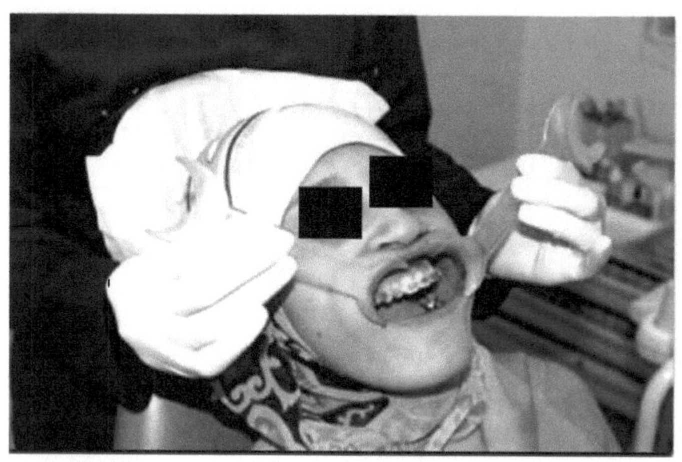

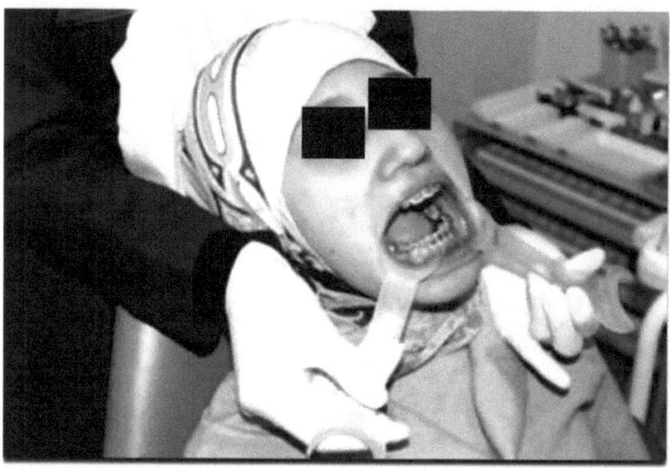

Position of retractors for upper occlusal and lower occlusal shot

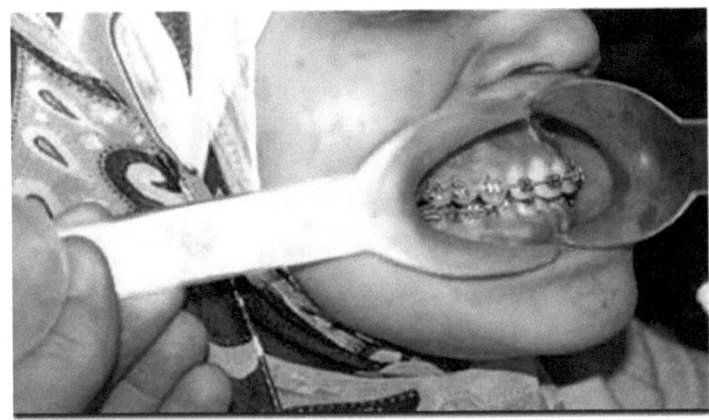

Dicas úteis:

• A direção de tração dos retractores é sempre lateral e ligeiramente para a frente, afastada dos tecidos gengivais. Isto maximiza o campo de visão e minimiza o **desconforto** do paciente.

-Humedecer os retractores imediatamente antes da inserção facilita o processo de posicionamento correto com o mínimo de desconforto para o doente.

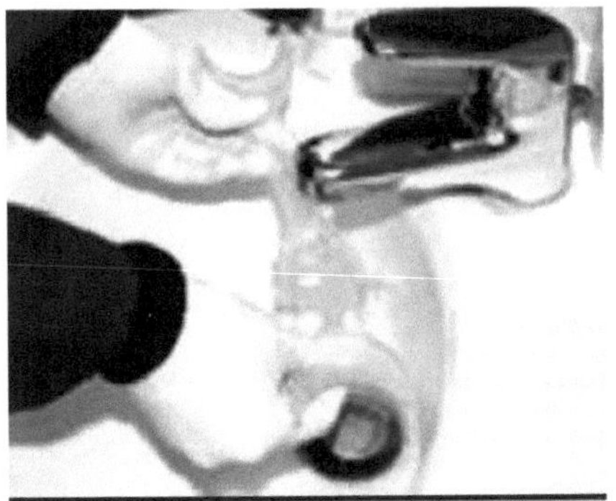

• Ao tirar fotografias oclusais com "espelho", aquecer ligeiramente o espelho em água morna antes da inserção ajuda a evitar o embaciamento dos espelhos, o que impediria uma imagem nítida.

• Em certos casos, o fluxo salivar abundante e a "espuma" podem afetar a qualidade da imagem que está a ser tirada, pelo que pode ser utilizado um ejetor de saliva para eliminar a saliva antes de tirar cada fotografia.

• Durante as fotografias de "espelho" oclusal, instruir o doente para "abrir bem" *imediatamente antes* de premir o botão da câmara. Isto ajuda a obter a abertura máxima da boca no momento certo e minimiza a fadiga do doente durante o procedimento.

• Recomenda-se que todos os registos fotográficos sejam efectuados *antes da* tomada de impressões, para eliminar a possibilidade de o material de impressão ficar preso entre os dentes ou a face durante a tomada de registos fotográficos.

Oª After-Shotᵘ : Pós-processamento das suas imagens digitaisᵘ

Fluxo de trabalho de edição de imagens:

Depois de todas as fotografias terem sido tiradas, o passo seguinte consiste em transferi-las para um computador para uma pequena edição e correção de imagem, preparando-as para serem guardadas e armazenadas no disco rígido, quer em pastas específicas criadas pelo utilizador, quer numa base de dados dedicada dentro de um software de imagiologia ortodôntica proprietário.

Transferir imagens para o computador:

As imagens da sua câmara digital podem ser transferidas para o seu computador através de uma ligação *USB* ou da porta *Firewire* mais rápida presente em alguns PCs topo de gama. Depois de as imagens serem transferidas para uma pasta, é boa prática fazer **imediatamente uma cópia de segurança** dessa pasta (com o nome e a data adequados) para outro disco rígido ou suporte amovível, ou seja, CD ou DVD.

Uma cópia de segurança imediata garante que tem uma cópia de segurança completa de todos os ficheiros de imagem originais e não processados, caso algo corra mal durante o processamento.

Uma vez feito isso, está pronto para começar a editar as suas imagens utilizando um software de edição de imagens adequado. O software mais conhecido para edição de imagens é o *Adobe Photoshop.*

Também *o PaintShop Pro da Corel* é outra opção completa. No entanto, para a maioria dos propósitos ortodônticos, apenas as funções básicas de edição são necessárias para melhorar a maioria das imagens antes de salvá-las, e, portanto, um software sofisticado (e muitas vezes caro) não é necessário. De facto, existem vários programas de software gratuitos na Internet que podem ser utilizados de forma fácil e eficaz para os nossos propósitos. Alguns programas recomendados incluem, mas não se limitam a - os seguintes:

• **Pré-visualização da Microsoft** (incluída no Windows]. Possui todas as funções básicas para rodar, inverter, recortar e melhorar a cor e o brilho das imagens digitais.

• **Paint.Net (Windows)**: Pode ser considerado uma versão reduzida do Photoshop da Adobe. Tem algumas caraterísticas mais avançadas, como camadas e filtros, para além das funções básicas.

• **Fast-stone Image Viewer (Windows)**: Outro software gratuito que possui a maioria das funções necessárias, além de conter um gerenciador de biblioteca simples e eficiente para organizar suas fotos em álbuns.

• Nos computadores *Macintosh da Apple*, o **"Preview"** incorporado também pode gerir todas as funções básicas de edição necessárias. O pacote **"iPhoto"** também pode fazer o mesmo e pode tornar a gestão de álbuns de pacientes numa tarefa fácil e divertida.

O "Pixelmator" é um software de edição mais avançado que também pode ser considerado uma versão reduzida do Photoshop da Adobe para Mac.

Edição com software de edição de imagens:

Para a maioria dos objectivos ortodônticos, há apenas um pequeno número de procedimentos de edição a seguir para obter o melhor resultado final possível. Esses procedimentos incluem:

- **Inversão (espelhamento) e desrotação**, tanto na vertical como na horizontal.

- **Recortar**; remover "informação" desnecessária da imagem.

- Melhoria **da cor, da luminosidade e do contraste.**

- **Remoção** selectiva **de "riscos".**

- **Guardar ficheiros de imagem**.

Inversão (espelhamento) e desrotação

Este deve ser o primeiro passo na edição das imagens. O objetivo é reorientar corretamente a imagem na vertical e na horizontal, e em relação ao plano oclusal ou às linhas médias dos maxilares. As imagens intra-orais frontais e vestibulares devem estar niveladas com o plano oclusal dos dentes. As fotografias oclusais superiores e inferiores devem ter um plano médio-sagital nivelado, por exemplo, a rafe palatina média deve estar na linha média da imagem. Estes planos devem ser nivelados idealmente quando se tiram as fotografias, mas normalmente é necessária uma pequena quantidade de correção. As fotografias oclusais superiores e inferiores (espelho) requerem normalmente uma inversão vertical e depois horizontal para corrigir a sua orientação, seguida de um certo grau de desrotação

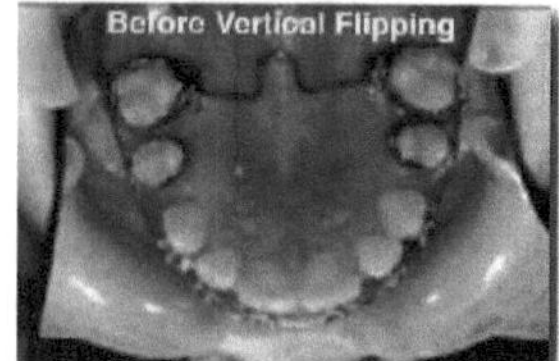

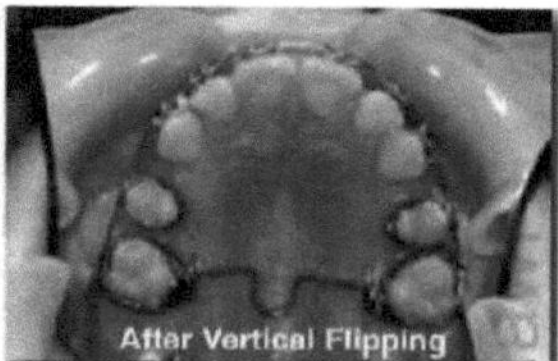

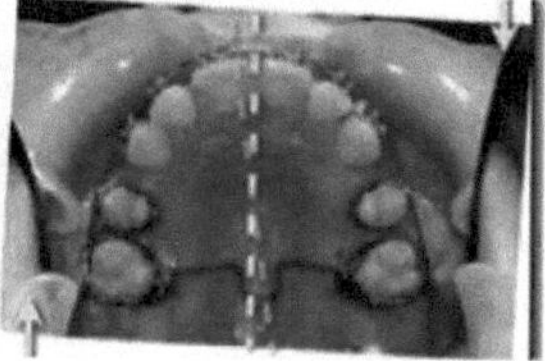

Cultivo

O segundo passo no processamento das imagens. O seu objetivo é remover todas e quaisquer partes desnecessárias da imagem que não sejam necessárias para uma boa qualidade de imagem. Isto inclui a maior parte dos retractores das bochechas, lábios e dedos, se estiverem presentes na imagem original. O recorte é facilmente conseguido selecionando a ferramenta "crop" na barra de ferramentas do software de edição de imagem e selecionando a área que pretende manter. O software automaticamente "descarta" todas as outras informações da imagem fora da área selecionada

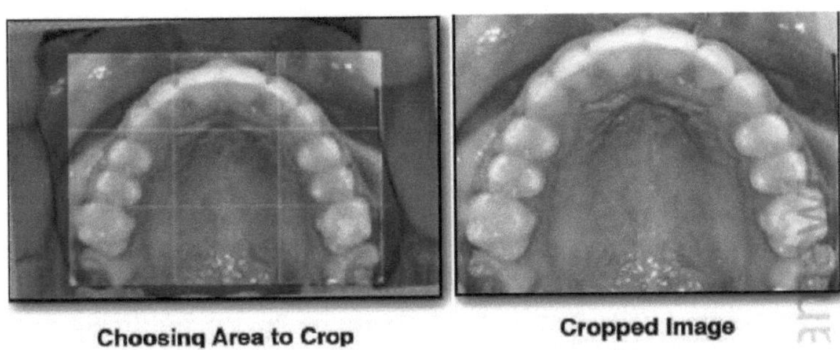

Cor, Brilho, Controlo "Gamma" e Contraste:

Ocasionalmente, as imagens podem necessitar de ligeiros **ajustes** nos seus valores de brilho/contraste para as tornar mais definidas e em conformidade com as restantes imagens do conjunto de fotografias. Para ajustes ainda mais rápidos, os controlos "Exposição" e "Sombras/Altos" podem ser utilizados, dependendo do software de edição de imagens utilizado. Estes controlos podem ajudar a minimizar ou mesmo eliminar algumas sombras escuras e o aspeto "baço" **das** imagens. O controlo "Gamma" é também uma boa alternativa para ambos os controlos **"Brightness/contrast"** combinados. Não há recomendações de ajuste específicas aqui, pois os ajustes a serem feitos são muito subjetivos e variáveis, dependendo de como a imagem original foi capturada e da preferência e/ou requisitos do **operador.**

Remoção de "arranhões":

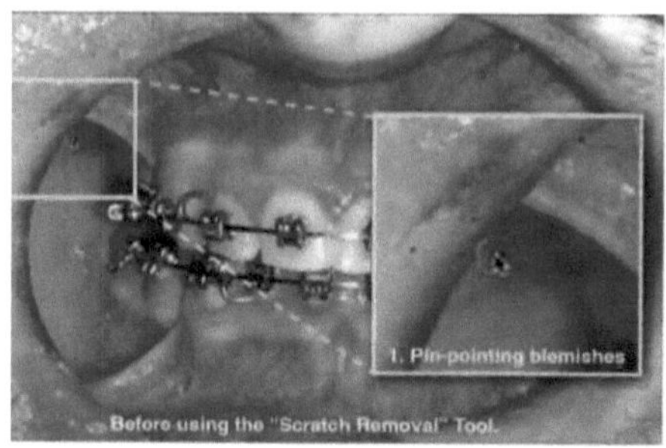

Por vezes, as partículas de poeira ficam presas ao sensor CCD da câmara ou ocorrem pequenos riscos nos espelhos utilizados para as fotografias oclusais. Estes aparecerão na imagem final como um "risco" ou manchas escuras espalhadas pela imagem e prejudicam a qualidade final da imagem. Estes podem ser opcionalmente "removidos" utilizando a ferramenta de "remoção de riscos" que se **encontra** em algumas ferramentas de software de edição de imagem. Esta ferramenta é por vezes designada por ferramenta de "Cura". A ferramenta "Clonagem" em certos programas de software também pode fazer um trabalho razoável na remoção de manchas e sombras de poeira das imagens.

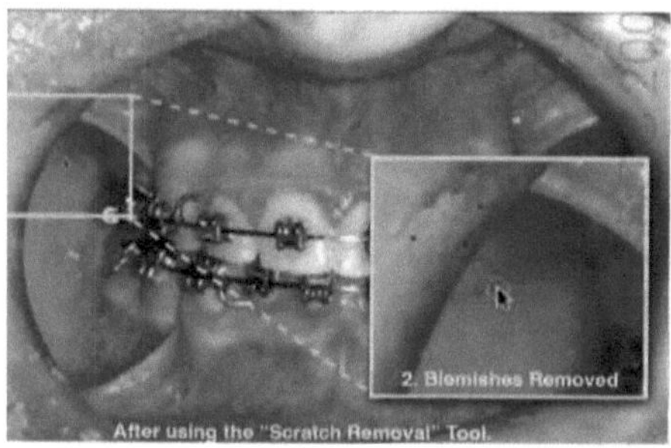

Guardar as suas imagens:

Depois de concluída a parte de melhoramento da imagem, é altura de guardar a versão melhorada, quer numa pasta dedicada a cada doente e conjunto de fotografias - etiquetada por data, por exemplo - quer numa base de dados de um software de imagiologia ortodôntica proprietário, se disponível.

Existem muitos formatos de imagem à escolha, no entanto, para efeitos práticos,

apenas necessitamos de dois formatos principais para **lidar** eficazmente com o armazenamento e as imagens de "trabalho", respetivamente, pelo que mencionaremos brevemente dois formatos;

1. **Tagged Image File Format (Formato de Ficheiro de Imagem Marcado)**; vulgarmente conhecido como **formato TIFF.**

2. Formato **do Joint Photographic Experts Group**, normalmente **conhecido** como formato **JPEG.**

Formato de ficheiro de imagem com etiquetas [TIFF]:

O TIFF é um formato de compressão "sem perdas", ou seja, não ocorre qualquer perda de qualidade ao guardar ficheiros neste formato (não são removidos quaisquer dados para reduzir o tamanho do ficheiro). Por conseguinte, este é o formato preferido para guardar cópias de segurança dos seus ficheiros de imagem originais, antes da manipulação. Desta forma, terá sempre uma cópia de alta qualidade do ficheiro original no caso de alguma coisa correr mal durante o processo de melhoramento ou no caso de uma falha do computador.

A desvantagem deste formato é que resulta em ficheiros muito grandes, uma vez que nenhum dado é removido ao guardar o ficheiro. Assim, são necessários discos rígidos de grande capacidade para manter o armazenamento destas cópias de segurança ou, em alternativa, estas podem ser regularmente arquivadas em suportes amovíveis, como CDs ou DVDs, e arquivadas de acordo com os nomes dos doentes ou a data de captura.

Grupo Conjunto de Peritos em Fotografia (JPEG):

Este formato pode ser considerado como o formato de imagem de "trabalho" que pode ser utilizado para efetuar as melhorias de imagem necessárias. É um formato de compressão "com perdas", o que significa que sempre que a imagem é guardada, ocorre alguma perda de dados de imagem para manter um tamanho de ficheiro razoável, o que acaba por resultar num certo grau de sacrifício da qualidade da imagem final.

Recomenda-se a gravação das imagens finais em formato JPEG, uma vez que estas imagens serão acedidas frequentemente pelo médico e poderão também ser utilizadas para fins de apresentação.

Guardar imagensj" OuPublicações e apresentações no ecrã:

Para imagens que serão utilizadas em apresentações no ecrã ou na Web, não é necessário incluir imagens de resolução muito elevada, uma vez que isso implicará um tamanho de ficheiro maior e, em última análise, tempos de carregamento longos e um desempenho global lento. A resolução recomendada para essas imagens é de **72-96 DPI**. Para efeitos de impressão e publicação, a resolução deve ser superior, **entre 150 e 300 DPI**. Isto destina-se a permitir uma impressão de maior qualidade sem "pixelização" das imagens impressas, especialmente quando ampliadas. Recomenda-se o seguinte DPI para vários fins: Apresentações no ecrã **72-96 DPI**

Impressão e publicação **150-300 DPI**

27. Resumo:

Quando pensamos no termo "registos", a primeira coisa que nos vem à cabeça é a recolha inicial de informações sobre a forma como o doente se apresenta, para que o dentista possa formular uma opinião (diagnóstico). Embora os registos iniciais sejam uma parte vital do perfil do doente, existem outras questões relativas aos registos que todos os clínicos e pessoal devem considerar por razões de diagnóstico e médico-legais. Os registos de diagnóstico inicial devem incluir, no mínimo, o historial do doente (médico e dentário), achados clínicos, exame da ATM, fotografias intra e extra orais, panorex, análise cefalométrica e cefalogramas de modelos de estudo. Se um paciente não regressar para tratamento, deve ser entregue uma carta registada e uma cópia deve ser arquivada no registo do paciente.

Frequentemente, quando se trata de pacientes ortodônticos, o tratamento requer uma reavaliação e o ortodontista pode necessitar de registos de diagnóstico actualizados. A necessidade de registos actualizados (radiografias, modelos, fotografias) deve ser explicada antes do início do tratamento. Uma nova taxa associada a "outra radiografia" pode levar os pais ou o doente a recusar a recomendação, o que, por sua vez, afectará a reavaliação do tratamento e a manutenção dos registos. Quando o tratamento está a chegar ao fim, os registos pré-descolagem devem ser considerados para se ficar satisfeito com os resultados do tratamento. Isto pode incluir modelos (verificar a oclusão e a posição do dente), fotografias, panorex (verificar as raízes) e exame da ATM. É o pesadelo de um clínico concluir um caso e descobrir, depois de terminado o tratamento, que o caso poderia ter sido aperfeiçoado. Os registos finais são também uma parte importante do perfil do paciente. No dia em que o tratamento é concluído (ou descontinuado), devem ser tirados modelos, fotografias, panorex e cefalograma lateral antes de o paciente sair do departamento e colocadas as contenções. É imperativo ter um registo de como o tratamento foi concluído. Se um paciente se mudar ou for encaminhado para outro médico, os registos do paciente podem ter de ser transferidos. As informações dos doentes são confidenciais e nunca devem sair do departamento sem autorização escrita. Se o doente não tiver iniciado o tratamento e os registos de diagnóstico inicial tiverem de ser transferidos, pode ser guardada uma cópia e enviados os originais. No entanto, se o paciente estiver em tratamento, é aconselhável enviar os duplicados dos registos (excluindo as notas do ortodontista) com um resumo do tratamento efectuado.

28. Conclusão:

Em caso de dúvida sobre o que deve ser documentado ou sobre a forma como os registos devem ser mantidos, os profissionais devem perguntar-se a si próprios: "Será que esta ação serve os melhores interesses do meu paciente? Esta ação contribui para a segurança do meu paciente e para a continuidade dos seus cuidados dentários?" Os princípios aplicáveis aos registos manuscritos também se aplicam aos registos informáticos, por exemplo, as entradas devem ser marcadas com data, hora e operador, todas as alterações efectuadas devem ser rastreáveis e quaisquer códigos utilizados devem ser facilmente convertíveis em linguagem convencional. Os registos devem ser facilmente acessíveis e os dados compreensíveis devem ser controlados, por exemplo, através da utilização de palavras-passe.

A produção, retenção e divulgação de registos claros e precisos dos doentes são uma parte essencial da responsabilidade profissional do dentista. O sucesso nesta tarefa ajudará o dentista no caso de uma reclamação médico-legal e pode ajudar a polícia e os médicos legistas na identificação correta dos indivíduos. A manutenção de registos ortodônticos é uma parte importante de qualquer prática ortodôntica.

Documentar demasiado (tudo) pode nem sempre ser possível. É preciso lembrar que, se não estiver documentado, não aconteceu. Os registos de progresso e finais são tão importantes como os registos iniciais. Os registos devem ser mantidos, conservados e arquivados "para sempre", se possível.

29. *Referências:*

1.   English JD et al. *Revisão de Ortodontia.* In: Orthodontic Records and Case Evaluation, cap. 4. Mosby/Elsevier, St. Louis, Mohammed, 2009 .

2.   Nelson GV. Orientações para a prevenção de problemas na manutenção de registos. Parte I Pediatr Dent. 1989;11:174-7.

3.   Valenza JA. Relatório de risco médico: Melhorar a gestão de pacientes e a manutenção de registos através de uma abordagem orientada para os problemas. J Greater Houston Dent Soc 1994;65(9):46-8.

4.   Manutenção de registos ortodônticos: um estudo: Pakistan Oral and Dental Journal, vol 30(2):2010;432-435 .

5.   BK Charangowda. Registos dentários: An overview. J Forensic Dent Sci. 2010 Jan-Jun; 2(1): 5-10.

6.   Lawney M. For the Record. Compreender a manutenção de registos dos doentes. N Y State DentJ. 1998;64:34-43.

7.   Disponível em: http://www.forensicdentistryonline.com.

8.   Proffit WR et al. *Contemporary Orthodontics, 4th Ed.* Mosby/Elsevier, St. Louis, Mo., 2007.

9.   Graber LW et al. *Orthodontics: Current Principles and Techniques (Princípios e técnicas actuais), 5.* Mosby/Elsevier, St. Louis, Mo., 2012.

10. Skifkas PM. Guardar os ficheiros. O seu papel na manutenção da confidencialidade dos registos dos doentes. JADA 1996; 127: 1248-52.

11. Academia Americana de Odontopediatria. Diretrizes sobre a periodicidade dos exames, serviços dentários preventivos, orientação antecipada e tratamento oral para crianças. Pediatr Dent 2007;29:102-08.

12. Academia Americana de Odontopediatria.Diretrizes sobre distúrbios

temporomandibulares adquiridos em bebés, crianças e adolescentes. Pediatr Dent 2006;28:170-72.

13. Academia Americana de Odontopediatria. Diretrizes sobre os cuidados de saúde oral dos adolescentes. Pediatr Dent 2006;28:77-84.

14. White SC, Pharoah MJ. *Exames radiográficos intra-oraisJn: Radiologia Oral: Princípios e Interpretação, cap. 8, 5ª ed., Mosby/Elsevier, St.* Mosby/Elsevier, St. Louis, Mohammed, 2004.

15. Jacobson A, Jacobson, RL. *Radiographic Cephalometry,2d ed., Quintessence Publishing Co.* Quintessence Publishing Co., Hanover Pk, IL, 2006.

16. Whaites E. *Essentials of DentalRadiography & Radiology,3rd Ed.* Elsevier Science Ltd., Londres, Inglaterra 2003.

17. Isaacson RJ. Avaliação objetiva e reprodutível de modelos. The Angle Orthodontist 2010;80(3):607-08.

18. Rheude B, Sadowsky PL, Ferriera A, Jacobson A. Uma Avaliação da Utilização de Modelos de Estudo Digitais no Diagnóstico e Planeamento do Tratamento Ortodôntico. The Angle Orthodontist 2005;75(3):300-04.

19. Collins D. What A Dentist Should Know About the Oral Health Record (O que um dentista deve saber sobre o registo de saúde oral). Northwest Dentistry 1996; 75(1):35-39.

20. Rubin RM. Fazendo sentido da cefalometria. The Angle Orthodontist 1997;67(2):83-85.

21. White SC, Poe EK. Critérios de seleção da imagem do paciente para imagens de tomografia computorizada de feixe cónico. *Seminários em Ortodontia.* 2009;15:1.

22. CJ Han UK, Vig KW, Weintraub JA, Vig PS, Kowalski. Consistência das decisões de tratamento ortodôntico em relação aos registos de diagnóstico. AmJ Orthod Dentofacial Orthop. 1991;100:212-19.

23. Introdução aos sistemas de arquivo Referência: Comissão de Biblioteca e Arquivos do Estado do Texas.

24. Heena K., Ramandeep S., Simarpreet S., Amarinder K. e Tarun N. Informed Consent: Corner Stone in Ethical Medical and Dental Practice. J Family Med Prim Care. 2014 Jan-Mar; 3(1): 68-71.

25. Chasteen JE, Cameron CA, Phillips SL. Um sistema de auditoria para avaliar a manutenção de registos dentários. J Dent Educ 1996;60(12):978-86.

26. Speidel TM, Jerrold LJ. Manutenção de registos para evitar ou defender processos judiciais: A perspetiva de um advogado de defesa. Am J Orthod Dentofac Orthop 2004;125(6):754-6.

27. Heid DW, Chasteen J, Forrey AW. O registo eletrónico de saúde oral. J Contemp Dent Pract 2002;3(1):43-5.

28. Atkinson JC, Zeller GG, Shah C. Electronic patient re-cords for dental school clinics: More than paperless sys-tems (Mais do que sistemas sem papel). J Dent Educ 2002;66(5):634-42.

29. Sfikas PM. Regulamentos de segurança da HIPAA: Proteger a informação de saúde eletrónica dos pacientes. J Am Dent Assoc 2003;134(5):640-3.

30. Plunkett LR. Gestão dos registos dos doentes. N Y State DentJ. 1997;63:10-4.

31. Borrman H, Dahlbom U, Loyola E, Rene N. Avaliação da qualidade de 10 anos de registos de pacientes em odontologia forense. Int J Legal Med. 1995;108:100-4.

32. Conselho Americano de Odontologia Forense. Diretrizes para a identificação de corpos. J. Am Dent Assoc.1994;125:1244-54.

33. Rothwell R, Haglund W, Morton TH, Jr. Identificação dentária em homicídios em série: Os assassinatos de Green River. J Am Dent Assoc. 1989;119:373-9.

34. Heimlich AC. Fotografia Dentária: A sua aplicação à Ortodontia Clínica. The Angle Orthodontist 1954;24(2):70-78.

35. Graber TM. Fotografia do paciente em Ortodontia. The Angle Orthodontist 1946;16(1):17-43.

36. Pérolas da Ortodontia: Uma seleção de dicas práticas e conhecimentos clínicos; Eliakim Mizrahi. (2004) Grupo Taylor & Francis. (Capítulo 4: Fotografia Ortodôntica, por PJ Sandler, AM Murray).

37. H.F Mckeown, P.J Sandler, A.M Murray; *Como evitar erros comuns na fotografia clínica*. Journal ofOrthodontics, Vol 32, 2005, p.43-54.

38. J Sandler, A Murray; Produtos e práticas actuais: Fotografias Clínicas - O Padrão de Ouro. Journal of Orthodontics, Vol 29, 2002, p.158-167.

39. J Mah, K Ritto; The Cutting Edge. Journal of Clinical Orthodontics, Vol 36, No. 11, 2002, p.619-625.

40. J Sandler, A Murray; Digital Photography in Orthodontics. Journal ofOrthodontics, Vol 28, 2001, p.197-201.

41. J Sandler, A Murray; Recent Developments in Clinical Photography (Desenvolvimentos recentes na fotografia clínica). British Journal Of Orthodontics, Vol 26, 1999, p.269-272.

42. Apple Inc. ; Aperture: Fundamentos da fotografia digital.

43. Disponível em http://www.thedigitaldentist-site.org.uk.

44. Disponível em .http://www.sdoc.jo 44.

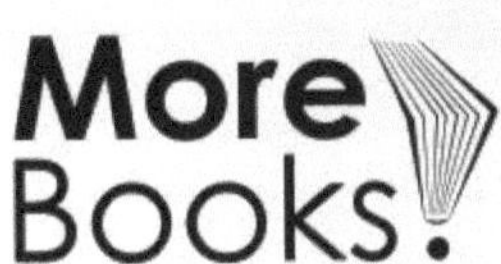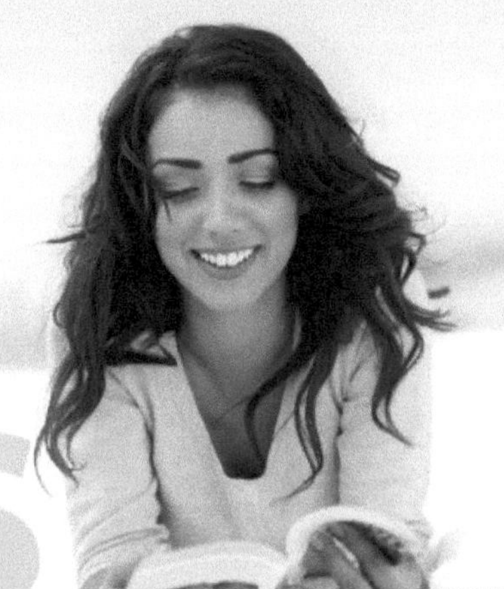

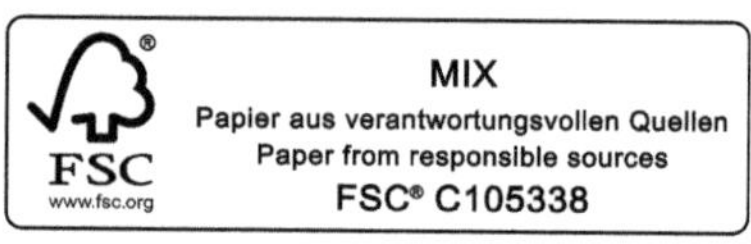

Printed by Books on Demand GmbH, Norderstedt / Germany